Handbook of Anesthesia Consultation and Preoperative Evaluation

麻醉会诊与术前评估手册

主　审　王月兰

主　编　李　旺　谷长平

副主编　王公明　刘成晓

　　　　艾戈弋　张广芬

中国出版集团有限公司

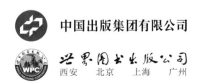

世界图书出版公司
西安　北京　上海　广州

图书在版编目（CIP）数据

麻醉会诊与术前评估手册 / 李旺 , 谷长平主编 . — 西安：世界图书出版西安有限公司，2024.8. -- ISBN 978-7-5232-1551-7（2025.7 重印）

I. R614-62

中国国家版本馆 CIP 数据核字第 2024H05J44 号

书　　名	麻醉会诊与术前评估手册
	MAZUI HUIZHEN YU SHUQIAN PINGGU SHOUCE
主　　编	李　旺　谷长平
责任编辑	岳姝婷　李　鑫
装帧设计	新纪元文化传播
出版发行	世界图书出版西安有限公司
地　　址	西安市雁塔区曲江新区汇新路 355 号
邮　　编	710061
电　　话	029-87214941　029-87233647（市场营销部）
	029-87234767（总编室）
网　　址	http://www.wpcxa.com
邮　　箱	xast@wpcxa.com
经　　销	新华书店
印　　刷	西安雁展印务有限公司
开　　本	787mm×1092mm　1/16
印　　张	14　　彩插 4
字　　数	260 千字
版次印次	2024 年 8 月第 1 版　2025 年 7 月第 3 次印刷
国际书号	ISBN 978-7-5232-1551-7
定　　价	88.00 元

医学投稿　xastyx@163.com　‖　029-87279745　029-87285296

☆如有印装错误，请寄回本公司更换☆

编者名单
Editors

主　审
　　王月兰　山东第一医科大学附属省立医院（山东省立医院）

主　编
　　李　旺　山东第一医科大学附属省立医院（山东省立医院）
　　谷长平　山东第一医科大学附属省立医院（山东省立医院）

副主编
　　王公明　山东第一医科大学附属省立医院（山东省立医院）
　　刘成晓　山东第一医科大学附属省立医院（山东省立医院）
　　艾戈弋　山东第一医科大学附属省立医院（山东省立医院）
　　张广芬　山东第一医科大学附属省立医院（山东省立医院）

编　委（按姓氏笔画排序）
　　马金本　山东第一医科大学附属省立医院（山东省立医院）
　　王　旭　山东第一医科大学附属省立医院（山东省立医院）
　　王　栋　山东第一医科大学第一附属医院（山东省千佛山医院）
　　王　岩　山东第一医科大学附属省立医院（山东省立医院）
　　王洪乾　山东第一医科大学附属省立医院（山东省立医院）
　　卢　毅　山东第一医科大学附属省立医院（山东省立医院）
　　吕　蒙　山东第一医科大学附属省立医院（山东省立医院）
　　刘孟洁　山东第一医科大学第一附属医院（山东省千佛山医院）
　　杨　麟　山东第一医科大学附属省立医院（山东省立医院）
　　杨　茹　济南市槐荫区人民医院
　　李　伟　山东第一医科大学附属省立医院（山东省立医院）
　　李燕茹　广西壮族自治区人民医院

张　杰　山东第一医科大学附属省立医院（山东省立医院）
林　勇　福建医科大学附属协和医院
娄雅琳　山东第一医科大学第一附属医院（山东省千佛山医院）
宫本航　山东第一医科大学附属省立医院（山东省立医院）
夏　斌　山东第一医科大学附属省立医院（山东省立医院）
郭艳静　山东第一医科大学附属省立医院（山东省立医院）
靳雪冬　山东第一医科大学附属省立医院（山东省立医院）
潘　浩　山东第一医科大学附属省立医院（山东省立医院）

参编人员（按姓氏笔画排序）

马嘉慧　王　瑜　乔　梁　刘　蓓　刘　毅　刘景景
孙　涛　孙　越　李　卉　李　慧　杨　海　何壹娜
张文嘉　张显政　陈敏娟　赵　旭　秦鹏宇　郭佩垒
蒋　维　张　倩　陈云超　桂　琳

主编秘书

王胜寒　山东第一医科大学附属省立医院（山东省立医院）

顾问委员会

王月兰　李世忠　何锡强　徐艳冰

前 言
Preface

在过去 10 余年的工作中,我们也曾困惑和彷徨:当我们去病房会诊和进行术前访视时,如何才能给出更合理的意见和建议?怎样才能在保证患者安全的前提下完成手术?对于有复杂合并症的患者,除了常规的问诊和体检评估外,术前还需要完善哪些实验室检查?对于已经完成的术前实验室检查、评估,如何进行正确明晰地理解和解读成为摆在我们面前的棘手问题。带着这些问题,经过谨慎思考和讨论,我们决定编写这样一部手册以便于查询和携带,希望能够提供关于麻醉会诊和术前评估更好的建议。

《麻醉会诊与术前评估手册》分为 4 个部分,共 24 章,分别从合并系统性疾病患者的术前评估、特殊人群的术前评估、辅助检查在术前评估中的应用及综合评估 4 个大的方面阐述麻醉会诊与术前评估的要点、注意事项与相应问题的解决方案。能够较为全面地解决以上的问题和困惑,同时做到言简意赅,通俗易懂。在编写过程中我们参考了大量的中外专家共识、研究成果、学科指南,其中大部分都是近 5 年的资料,以保证内容新颖,紧跟时代步伐。

本书的参编人员都是国内知名医院临床一线的麻醉医生,既有年过花甲的资深专家,也有朝气蓬勃的年轻学者。在成书过程中,编者们本着精益求精的专业素养,结合精准熟练的临床技能,对麻醉会诊与术前评估进行了细致、科学的阐述,使本书兼具科学性与实用性。在编写过程中,大家更是踔厉奋发,笃行不息,经过编写、他审互审、主编修订和主审审阅等多轮审核修订在规定的时间内保质保量地完成。与此同时,也要衷心感谢世界图书出版西安有限公司对于本书出版和发行的大力支持。

麻醉学科的发展依然任重而道远,麻醉同仁们当坚定发展麻醉事业之决心。在此,我们谨向各位同仁表示诚挚的敬意和谢忱。本书适用于所有麻醉医生、麻醉医学生、外科医生以及对麻醉感兴趣的人阅读参考。尽管本书是各位编者博采众长合力笔耕的成果,但囿于时间仓促,对有些问题的阐释恐还有不当之处,恳切希望各位读者及同道给予批评斧正。

李 旺 谷长平
2024 年 7 月

目 录
Contents

第一部分　合并系统性疾病患者的术前评估

第一章　气道评估 /2
第一节　成人困难气道 /2
第二节　儿童困难气道 /4
第三节　成人中心气道狭窄 /6

第二章　呼吸系统功能术前评估 /9
第一节　老年患者 /9
第二节　哮　喘 /17
第三节　支气管扩张症 /20
第四节　术前呼吸系统用药调整方案 /22
第五节　睡眠相关呼吸障碍 /23

第三章　循环系统功能术前评估 /29
第一节　非心脏外科手术前心血管事件风险 /29
第二节　急诊手术 /34
第三节　冠状动脉粥样硬化性心脏病 /35
第四节　高血压 /39
第五节　心肌病 /40
第六节　心律失常 /43
第七节　先天性心脏病 /47
第八节　心脏瓣膜病 /49
第九节　心力衰竭 /54
第十节　肺血管疾病 /56
第十一节　非心脏外科手术围手术期心血管用药 /59
第十二节　心脏植入型电子器械 /61

第四章　神经系统功能术前评估　　/ 64

　　第一节　缺血性脑血管病　　/ 64
　　第二节　自发性脑出血　　/ 70
　　第三节　吉兰-巴雷综合征　　/ 72
　　第四节　帕金森病　　/ 73
　　第五节　阿尔茨海默病　　/ 74
　　第六节　术前情绪障碍　　/ 75
　　第七节　围手术期认知功能障碍　　/ 76
　　第八节　谵　妄　　/ 77
　　第九节　癫　痫　　/ 79
　　第十节　失　眠　　/ 79
　　第十一节　精神分裂症　　/ 81
　　第十二节　精神科药物总表　　/ 82

第五章　内分泌系统功能术前评估　　/ 85

　　第一节　糖尿病　　/ 85
　　第二节　甲状腺疾病　　/ 87
　　第三节　甲状旁腺功能亢进症　　/ 89
　　第四节　嗜铬细胞瘤　　/ 90
　　第五节　服用糖皮质激素患者的药物调整方案　　/ 94

第六章　消化系统功能术前评估　　/ 97

　　第一节　肝脏疾病　　/ 97
　　第二节　胃肠道疾病　　/ 98
　　第三节　术前营养状况　　/ 100

第七章　肾脏系统功能术前评估　　/ 103

　　第一节　急性肾功能不全　　/ 103
　　第二节　慢性肾脏病　　/ 103
　　第三节　合并肾脏疾病患者的术前注意事项　　/ 104
　　第四节　肾癌伴静脉癌栓　　/ 105

第八章　血液及凝血系统功能术前评估　　/ 108

　　第一节　输血指征　　/ 108

第二节	静脉血栓栓塞症	/ 110
第三节	应用抗血栓药物患者的区域麻醉	/ 112
第四节	抗血栓药物分类	/ 118
第五节	择期手术前抗血栓药物的停药和桥接	/ 120
第六节	接受抗血栓药物治疗的同时行急诊手术	/ 122

第二部分　特殊人群的术前评估

第九章　风湿性疾病患者行关节置换术的术前评估　／126

第十章　儿童患者的术前评估　／130

第十一章　产妇的术前评估　／134

第一节	普通产妇	/ 134
第二节	妊娠合并心脏病产妇	/ 134
第三节	妊娠合并心脏病患者的围手术期注意事项	/ 140

第十二章　新型冠状病毒肺炎患者的术前评估　／143

第一节	急诊手术	/ 143
第二节	择期手术	/ 144
第三节	围手术期注意事项	/ 145

第三部分　术前评估中常见辅助检查结果解读

第十三章　六分钟步行试验　／148

第十四章　心肺运动试验　／151

第十五章　心电图危急值　／155

第十六章　动态心电图　／157

第十七章　肺功能检查　／159

第一节	肺功能检查的适应证和禁忌证	/ 159
第二节	肺功能检查中的常见指标	/ 160
第三节	支气管舒张试验	/ 161

第四节　肺功能诊断和报告　　　　　　　　　　　　　　　／161

第五节　肺功能检查在慢性气道疾病诊断和管理中的应用　／163

第十八章　冠状动脉 CT 血管成像　　　　　　　　　　／165

第一节　适应证和检查注意事项　　　　　　　　　　　　／165

第二节　冠状动脉的分段　　　　　　　　　　　　　　　／166

第三节　冠状动脉 CTA 的结果解读　　　　　　　　　　／167

第十九章　心脏超声在瓣膜性疾病术前评估中的应用　　／174

第一节　主动脉瓣疾病　　　　　　　　　　　　　　　　／174

第二节　二尖瓣疾病　　　　　　　　　　　　　　　　　／177

第三节　三尖瓣和肺动脉瓣疾病　　　　　　　　　　　　／179

第四节　人工瓣膜　　　　　　　　　　　　　　　　　　／182

第二十章　颈部血管超声　　　　　　　　　　　　　　／185

第二十一章　脑血管影像与超声相关检查解读　　　　　／188

第四部分　综合评估

第二十二章　麻醉和手术的综合风险评估　　　　　　　／192

第一节　麻醉风险评估　　　　　　　　　　　　　　　　／192

第二节　外科手术类型、创伤程度与手术风险评估　　　　／193

第三节　急诊手术　　　　　　　　　　　　　　　　　　／195

第二十三章　电解质管理　　　　　　　　　　　　　　／197

第一节　钾离子　　　　　　　　　　　　　　　　　　　／197

第二节　钠离子　　　　　　　　　　　　　　　　　　　／201

第三节　镁离子　　　　　　　　　　　　　　　　　　　／206

第四节　其他电解质检查的异常值　　　　　　　　　　　／208

第二十四章　术前饮食管理与加速康复外科　　　　　　／210

第一部分
合并系统性疾病患者的术前评估

I

第一章

气道评估

> 核心内容：通过病史、体格检查和辅助检查进行充分的术前气道评估。

第一节　成人困难气道

一、病　史

术前访视患者，了解患者的一般情况、现病史及既往史，有助于困难气道的识别。直接询问患者既往手术史以及是否有困难气道的发生是一种简便有效的方法，如果可以获取既往手术麻醉记录单，应注意气道管理方法及是否有困难气道等特殊情况发生的记录。研究发现，年龄＞55岁、体重指数（BMI）＞26 kg/m²、打鼾、蓄络腮胡及无牙是面罩通气困难的独立危险因素。喉镜显露困难和插管困难与患者的下述特征有关：年龄＞55岁、BMI＞26 kg/m²、牙齿异常、睡眠呼吸暂停综合征及打鼾。某些先天或后天疾病，例如强直性脊柱炎、类风湿性关节炎、退行性骨关节病、会厌炎、肢端肥大症、病态肥胖症、声门下狭窄、甲状腺或扁桃体肿大、纵隔肿物、咽喉部肿瘤、咽部手术史、放射治疗（简称放疗）史、烧伤、克利佩尔-费尔（Klippel-Feil）综合征、戈尔登哈尔（Goldenhar）综合征、特纳（Turner）综合征、下颌骨颜面发育不全、皮-罗（Pierre-Robin）综合征及唐氏综合征，同样也会影响喉镜显露和气管插管。

二、体格检查

头颈部的解剖特点与困难气道发生密切相关，应通过体格检查来发现气道病理或解剖异常。具体检查内容包括：上门齿的长度、自然状态下闭口时上下切牙的关系、下颌骨的发育和前伸能力、张口度、咽部结构分级[改良的马兰帕蒂（Mallampati）分级]、上腭形状、下颌空间顺应性、甲颏距离、颈长和颈围、头颈活动度、喉镜显露分级。其中，马兰帕蒂分级Ⅲ或Ⅳ级、下颌前伸能力受限、甲颏距离过短（＜6 cm）等是面罩通气困难的独立危险因素（表1.1，表1.2；图1.1）。

表 1.1　术前气道评估体格检查内容

体格检查内容	提示困难气道的表现
上门齿的长度	较长
自然状态下闭口时上下切牙的关系	上切牙在下切牙之前
下颌前伸时上下切牙的关系	不能使下切牙伸至上切牙之前
张口度	≤ 3 cm
改良的马兰帕蒂分级	> Ⅱ级
上颚的形状	高拱形或者非常窄
下颌空间顺应性	僵硬，弹性小或有肿物占位
甲颏距离	小于 3 横指
颈长	短
颈围	粗
头颈活动度	下颌不能接触胸壁或者不能伸颈

表 1.2　改良的马兰帕蒂分级

分级	可以看到的咽喉构造
Ⅰ	软腭、腭咽弓、悬雍垂
Ⅱ	软腭、腭咽弓、部分悬雍垂
Ⅲ	软腭、悬雍垂根部
Ⅳ	只能看到硬腭

注：改良的马兰帕蒂分级用于预测气管插管的难易度。Ⅰ、Ⅱ级提示插管无困难，Ⅲ、Ⅳ级则可能造成插管困难，同时也易导致睡眠缺氧。

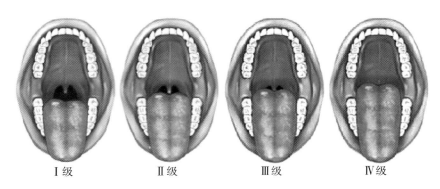

Ⅰ级　　Ⅱ级　　Ⅲ级　　Ⅳ级

图 1.1　改良的马兰帕蒂分级

图片引自：中国急诊气道管理协作组. 急诊气道管理共识[J]. 中华急诊医学杂志，2016，25（6）：705-708.

改良的马兰帕蒂分级操作方法：要求患者端坐，头位于正中，口尽量张大，舌尽量外伸，不要求发音。观察咽部结构，重复两次观察以避免假阳性或假阴性。

三、辅助检查

了解病史并进行体格检查后，对怀疑有困难气道的患者，可使用辅助检查帮助诊断。超声在预测患者困难气道方面有很高的灵敏度和特异度。X线、计算机体层成像（CT）和磁共振成像（MRI）等有助于识别气管偏移、颈椎疾病等一部分可导致困难气道的先天或后天疾病。对于具有高危因素的可疑困难气道患者，推荐在清醒镇静表面麻醉下行可视喉镜或可视插管软镜等检查与评估，明确喉镜显露分级。辅助检查不常规应用于正常气道的评估，仅推荐用于怀疑或确定有困难气道的患者（图1.2；表1.3）。

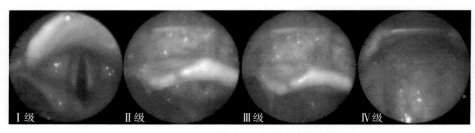

图 1.2（见彩插） 喉镜显露分级

图片引自：中国急诊气道管理协作组.急诊气道管理共识[J].中华急诊医学杂志，2016，25（6）：705-708.

表 1.3 喉镜显露分级

分级	喉镜显露构造
Ⅰ	会厌和声门
Ⅱ	会厌和部分声门
Ⅲ	仅能看见会厌
Ⅳ	看不到会厌

第二节 儿童困难气道

一、常见原因

1. 头面部及气道解剖畸形

脑脊膜膨出、小颌畸形[如皮-罗综合征]、严重的先天性唇腭裂、先天性气管狭窄、食管气管瘘等。

2. 炎症

如会厌炎、颌下脓肿、扁桃体周围脓肿、喉乳头状瘤病等。

3. 肿瘤

舌、鼻、口底、咽喉及气管的良性、恶性肿瘤，颈部和胸部的血管瘤、淋巴管瘤及肿瘤也可压迫气道。

4. 外伤或运动系统疾病

如颌面部外伤、烧伤后的疤痕挛缩、强直性脊柱炎、颞下颌关节病变、颈部脊柱脱位或骨折等。

二、评估

1. 病史

（1）有无气管插管困难、气道手术史；是否早产儿；有无呼吸系统疾病及感染、过敏病史；有无哭闹、压迫气管所致的体位性呼吸困难、端坐呼吸、喘鸣，以及哪种体位可以最大限度缓解呼吸困难。

（2）有无睡眠异常表现，如睡眠不安宁、出现颈伸长头后仰的睡姿；有无梦游或与气道阻塞相关的遗尿症状；有无打鼾或睡眠呼吸暂停综合征，睡眠时有无特殊体位。

（3）有无进食时间延长、吞咽时伴呛咳或恶心、呼吸困难或不能耐受运动的病史。

2. 体格检查

（1）检查呼吸频率、呼吸道分泌物的量和性质；注意有无口唇发绀、鼻腔堵塞、鼻中隔偏曲、门齿前突或松动；检查颏、舌骨、甲状软骨、气管位置是否居中；检查有无眶周水肿、结膜充血；肺部听诊。

（2）检查张口程度：尽力张口时，上下切牙的距离小于患儿自己两个手指的宽度可能会伴随困难气道。

（3）检查颈后仰程度：寰枕关节活动度减小会导致喉镜检查时声门暴露不良。

（4）检查下颌骨和腭骨的形状大小，有无小下颌。

（5）检查口腔和舌，婴幼儿常不合作，故难以完全看到咽峡部和悬雍垂，马兰帕蒂分级方法在儿童中可能不适用，难以预示困难气管插管。

（6）喉镜检查：间接喉镜有助于评估舌基底大小、会厌移动度、喉部视野及后鼻孔情况。儿童直接喉镜在术前常难以实施。

3. 影像学评估

头颈部、胸部 X 线、MRI、CT 等影像学检查对术前气道安全评估有重要意义。然而，影像学检查只能估计患儿在清醒状态下气管和周围结构压迫的程度，不能确切量化麻醉诱导后气管受压的程度。

第三节　成人中心气道狭窄

一、定　义

中心气道狭窄是指气管、左右主支气管及右中间段支气管因各类病变引起的气道狭窄，可导致患者在临床上出现不同程度的呼吸困难，甚至窒息死亡（图1.3，图1.4）。

二、常见病因

1. 良性中心气道狭窄

气道狭窄分为先天性和获得性，其中成人良性气道狭窄主要为获得性良性气道狭窄，国内最常见的病因是结核、气管插管和（或）气管切开。先天性狭窄多见于儿童。

2. 恶性中心气道狭窄

气管原发恶性肿瘤和转移性恶性肿瘤。

3. 气道狭窄严重程度分级

1 级为轻度狭窄，可有轻度咳嗽等症状；2、3 级为中度狭窄，可有咳嗽、气短等症状；4、5 级为重度狭窄（表 1.4），患者有严重呼吸困难，可出现三凹征、发绀，甚至窒息死亡。呼吸困难的程度主要取决于狭窄气道的直径大小。一般情况下，当堵塞或压迫引起的气管狭窄程度 > 50% 时，患者会出现明显的呼吸困难。正常情况下，气管、左右主支气管的平均直径分别为 12~18 mm、8~14 mm、10~16 mm。当气管直径 < 8 mm 时，患者会出现劳力性呼吸困难；当气管直径 < 5 mm 时，则会出现静息性呼吸困难。其他常见症状及体征包括咳嗽、喘鸣和哮鸣音，以及反复发生或持续存在的阻塞性肺炎。喘鸣

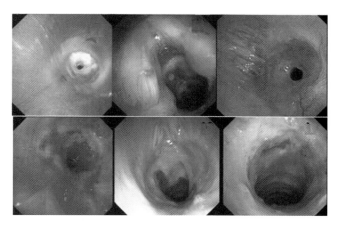

图 1.3（见彩插） 气管镜检查示气道狭窄

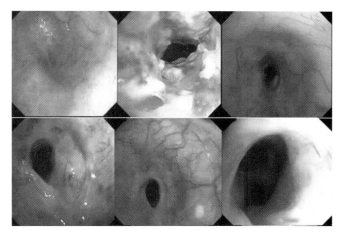

图 1.4（见彩插） 气管镜检查示气道狭窄和闭塞

常指示病灶已累及气管或喉部水平，而哮鸣音则提示可能为局部或隆突远端的气道阻塞（表 1.5，表 1.6）。

表 1.4 气管狭窄程度分级

分级	狭窄程度
1	≤25%
2	26%~50%
3	51%~75%
4	76%~90%
5	91%~100%

表 1.5　中心气道狭窄的定位

狭窄	位置
声门下狭窄	病变侵及声门下 2 cm 以内
气管狭窄	病变侵及声门下 2 cm 至隆突区域
隆突狭窄	病变侵及隆突区域
双侧主支气管狭窄	右主和（或）中间段支气管和左主支气管
单侧主支气管狭窄	右主和（或）中间段支气管、左主支气管

表 1.6　中心气道狭窄的长度分级

分级	狭窄长度
1	< 1 cm
2	1~3 cm
3	3~5 cm
4	> 5 cm

三、影像学评估手段在气道狭窄评估中的应用

　　胸部 CT 是诊断中心气道狭窄的重要方法，可明确判断病变的程度和形态，特别是可为远端气道的通畅情况、远端肺组织实变及是否存在病变提供依据。MRI 可判断支气管狭窄的类型和程度，尤其是对支气管外压性狭窄的判断更为准确。

拓展阅读

[1] Apfelbaum JL, Hagberg CA, Connis RT, et al. American Society of Anesthesiologists Practice Guidelines for management of the difficult airway. Anesthesiology[J], 2022, 136 (1): 31–81.

[2] 中华医学会麻醉学分会. 中国麻醉学指南与专家共识（2020 版）[M]. 北京：人民卫生出版社，2022.

[3] Alessandri F, Antenucci G, Piervincenzi E, et al. Ultrasound as a new tool in the assessment of airway difficulties: An observational study[J]. Eur J Anaesthesiol, 2019, 36(7): 509–515.

[4] Barros Casas D, Fernández-Bussy S, Folch E, et al. Non-malignant central airway obstruction[J]. Arch Bronconeumol, 2014, 50(8): 345–354.

[5] Freitag L, Ernst A, Unger M, et al. A proposed classification system of central airway stenosis[J]. Eur Respir J, 2007, 30(1): 7–12.

[6] 中华医学会呼吸病学分会. 良性中心气道狭窄经支气管镜介入诊治专家共识 [J]. 中华结核和呼吸杂志, 2017, 40(6): 408–418.

[7] 北京健康促进会呼吸及肿瘤介入诊疗联盟. 恶性中心气道狭窄经支气管镜介入诊疗专家共识 [J]. 中华肺部疾病杂志 (电子版), 2017, 10(6): 647–654.

[8] 中国急诊气道管理协作组. 急诊气道管理共识 [J]. 中华急诊医学杂志，2016，25（6）：705–708.

第二章

呼吸系统功能术前评估

第一节 老年患者

一、呼吸功能的病理生理改变

老年患者的呼吸功能因年龄增加而下降,包括呼吸道黏膜萎缩、黏膜纤毛功能和保护性咳嗽反射的敏感性降低、气管内分泌物易贮留、胸壁僵硬、呼吸肌力变弱、胸廓顺应性差等,导致肺活量和最大分钟通气量降低,通气/血流(V/Q)比值异常导致身体长期慢性缺氧、动脉血氧分压下降,对高碳酸和低氧的通气反应均降低。在静息状态下,这些肺功能的改变通常不会引起症状,但当处于麻醉状态或术后疼痛时,其对呼吸功能和气体交换能力的影响将显著增加。

二、呼吸系统并存疾病术前控制总体目标

控制原发疾病、排除和预防肺部感染及实现有效血气交换,保障重要器官功能。具体判定原则:体温正常,无急性上呼吸道感染症状,无或偶有咳嗽,无痰或少量白色黏液痰,动脉血气分析在吸入空气状态下动脉血氧分压(PaO_2)≥70 mmHg、动脉血二氧化碳分压($PaCO_2$)<50 mmHg、动脉血氧饱和度(SaO_2)>90%。

三、呼吸系统高危因素

若能达到上述基本目标,围手术期呼吸系统相关风险一般可控,但对于一些高危人群,仍需要强调呼吸系统评估与处理的重要性(表2.1,表2.2)。对于高龄、有吸烟史且合并慢性阻塞性肺疾病(COPD)的患者,由于其气管、支气管黏膜纤毛运动减弱,咳嗽反射动力不足,若手术时间超过180 min,术后出现呼吸衰竭的风险增大。择期手术患者可采用Arozullah术后呼吸衰竭预测评分,预测术后呼吸衰竭的风险(表2.3)。

表 2.1 术后肺部并发症的危险因素

因素	内容
患者相关因素	
重要因素	年龄 > 60 岁
	充血性心力衰竭
	功能依赖
	美国麻醉医师协会（ASA）分级 ≥ Ⅱ 级
	慢性肺部疾病
一般因素	神经感觉异常
	吸烟
	胸部检查结果异常
	体重下降
	饮酒
手术相关因素	
手术部位	主动脉瘤修复
	腹部手术（上腹部）
	胸腔手术
	神经外科手术
	头颈部手术
	血管手术
手术时间	> 3 h
手术类型	急诊手术
麻醉类型	全身麻醉
是否输血	是
实验室检查	
白蛋白	< 35 g/L
尿素氮	> 210 mg/L
胸部 X 线片	异常

表 2.2 加泰罗尼亚外科患者呼吸系统风险评估表（ARISCAT）

风险因素	分数（分）
年龄	
≤50 岁	0
51~80 岁	3
>80 岁	16
术前氧饱和度	
≥96%	0
91%~95%	8
<90%	24
近 1 个月有呼吸道感染	17
术前贫血，血红蛋白（Hb）≤100 g/L	11
手术部位	
上腹部	15
胸腔	24
手术时间	
<2 h	0
2~3 h	16
>3 h	23
急诊手术	8
术后肺部并发症风险分类	
低	<26（1.6%）
中	26~44（13.3%）
高	>44（42.1%）

表 2.3 Arozullah 术后呼吸衰竭预测评分表

预测因子	分数（分）
腹主动脉瘤手术	27
胸科手术	21
神经外科、上腹部、外周血管手术	14
颈部手术	11
急诊手术	11

续表

预测因子	分数（分）
白蛋白＜30 g/L	9
尿素氮＞300 mg/L	8
部分或完全的依赖性功能状态	7
慢性阻塞性肺疾病（COPD）病史	6
年龄≥70岁	6
年龄60~69岁	4
手术时间＞180 min	10

注：评分≤10分，术后急性呼吸衰竭的发生率为0.5%；11~19分，术后急性呼吸衰竭的发生率为1.8%；20~27分，术后急性呼吸衰竭的发生率为4.2%；28~40分，术后急性呼吸衰竭的发生率为10.1%；＞40分，术后急性呼吸衰竭的发生率为26.6%。

四、术前呼吸系统并存基础疾病评估

1. 肺部原发疾病评估

合并呼吸系统基础疾病的患者，术前评估最重要的是判断并存疾病处于何种状态及是否能够耐受手术。COPD患者首先判断处于稳定期还是急性加重期，若患者短期内咳嗽、咳痰、气短和（或）喘息加重，痰量增多，痰液呈脓性或黏液脓性，或伴发热等症状时应该推迟手术。哮喘急性发作期禁忌手术；慢性持续期因气道高反应性仍持续，建议暂缓手术；处于临床缓解期，症状体征消失并维持3个月，可耐受手术。围手术期的目标是防止气道痉挛，具体内容见本章第二节。

2. 肺部感染评估

术前排除肺部感染很重要，急性呼吸系统感染可增加围手术期气道反应性，易发生呼吸系统并发症。术前呼吸系统有感染的病例，其术后并发症的发生率可较无感染者高4倍。对于急性上呼吸道感染者，择期手术应在治疗好转后施行。若存在肺部感染，应使用敏感的抗菌药物，感染控制后至少2周再行择期手术。

3. 动脉血气分析

血液中氧分压的维持需要肺部通气功能及换气功能的共同支撑，老年人$PaO_2=104.2-0.27×$年龄（mmHg），随着年龄增加，PaO_2逐渐下降。故应正确解读老年患者的血气分析结果。正常血气分析：PaO_2为83~103mmHg，SaO_2和氧合血红蛋白（HbO_2）＞95%。部分80岁以上的老年患者无法达到正常水平，

若 $PaO_2 \geq 70$ mmHg，$SaO_2 > 90\%$ 或者达正常水平的 85% 即可。对于术前评估 PaO_2 无法达标的患者可行吸氧矫正试验，予低流量吸氧 3~5 L/min，5 min 后再行血氧分析和血氧饱和度测定，若无 CO_2 潴留且 PaO_2 为 60~70 mmHg 时，也可按期手术，但术前应根据患者病情评估围手术期风险与效益比，进行多学科联合讨论，制订方案和确定手术时机，术后建议持续低流量吸氧，注意强化深呼吸、咳嗽排痰锻炼。老年患者术前血气分析达不到可接受指标，提示患者气道通气或肺血气交换代偿能力不足，围手术期呼吸系统相关风险相对较高，需要强化气道管理，预防肺部并发症发生。

4. 肺功能检查

对于合并 COPD、哮喘等肺部疾病的患者，或者有吸烟史及颗粒物暴露史且存在相关呼吸道症状的 35 岁以上人群，可用肺功能检查辅助诊断，进行病情监测和评估严重程度。术前患者第 1 秒用力呼气容积（FEV_1）> 2.0 L、用力肺活量（FVC）> 3.0 L 或 > 50% 预计值、一秒率（FEV_1/FVC）> 70% 时术后气道并发症发生风险较低，FEV_1 < 0.8 L、FVC < 1.5 L 或 < 30% 预计值、FEV_1/FVC < 50%、静息 PaO_2 < 45 mmHg 时则预示患者存在术后通气不足或咳痰困难等风险，术后坠积性肺炎、肺不张，甚至呼吸衰竭风险高，不建议手术。

对于 COPD 患者，使用支气管扩张剂后 FEV_1/FVC < 70% 可确定存在持续性气流受限。评估气流受限严重程度时，应在给予至少一种足量的短效支气管扩张剂后进行肺功能检查，以尽可能减少变异性（表 2.4）。

表 2.4　COPD 患者气流受限严重程度分级（基于使用支气管扩张剂后的 FEV_1 值）

FEV_1/FVC < 70% 的患者		
GOLD1 级	轻度	$FEV_1 \geq 80\%$ 预计值
GOLD2 级	中度	50% 预计值 $\leq FEV_1 < 80\%$ 预计值
GOLD3 级	重度	30% 预计值 $\leq FEV_1 < 50\%$ 预计值
GOLD4 级	极重度	$FEV_1 < 30\%$ 预计值

COPD：慢性阻塞性肺疾病；GOLD：慢性阻塞性肺疾病全球创议；FEV_1：第 1 秒用力呼气容积；FVC：用力肺活量。

5. 呼吸功能评价量表

（1）相较于肺功能检查，一些关于呼吸困难的评分方法，如改良版英国医学研究委员会呼吸困难问卷（mMRC 问卷）在临床上更简单易行，且研究表明其与肺功能检查结果有相关性。mMRC 问卷根据患者出现气短时的活动程度分为4个等级：0级为轻度呼吸困难，1级为中度，2级为重度，3~4级为极重度（表2.5）。一般0~1级可按期手术；2级围手术期需强化呼吸功能锻炼，持续吸氧，预防肺部并发症发生；3~4级预示术后可能出现严重呼吸系统并发症，应待患者呼吸状况改善后再行择期手术。

表2.5 改良版英国医学研究委员会呼吸困难问卷（mMRC问卷）

mMRC分级	呼吸困难严重程度
0	仅在费力运动时出现呼吸困难
1	平地快步行走或步行爬小坡时出现气短
2	由于气短，平地行走时比同龄人慢或者需要停下来休息
3	在平地行走100 m左右或数分钟后需要停下来喘气
4	因严重呼吸困难以至于不能离开家，或在穿、脱衣物时出现呼吸困难

（2）六分钟步行试验（6MWT）的功能代偿能力和系统受损情况分级标准与肺功能有较好的相关性：≥350 m为轻度肺功能受损，250~349 m为中度，150~249 m为重度，≤149 m为极重度。

通过以上评估方法可综合预测患者术后肺部并发症和死亡风险，详见表2.6。

表2.6 患者术后气道并发症及死亡风险的肺功能预测指标

指标	低风险	高风险	极高风险或手术禁忌
双肺功能			
临床因素			
气促（0~4级）	0~1级	2~3级	3~4级
目前吸烟	0	++	++
排痰量（0~4级）	0~1级	1~2级	3~4级
肺活量测定			
FEV_1	>2.0 L	0.8~2.0 L	<0.8 L
FVC	>3 L，>50%预计值	1.5~3 L，<50%预计值	<1.5 L，<30%预计值
FEV_1/FVC	>70%	<70%	<50%
支气管舒张剂效果	>15%	1%~15%	未改善
负荷试验			
亚极量试验			
·爬楼梯	>3层	≤3层	≤1层

续表

指标	低风险	高风险	极高风险或手术禁忌
·运动血氧监测	—	—	运动中下降＞4%
极量试验			
·运动氧耗	＞20 mL/(min·kg)	11~19 mL/(min·kg)	＜10 mL/(min·kg)
·VO$_2$max	＞75% 预计值	—	＜60% 预计值
气体交换			
静息 PaO$_2$	60~80 mmHg	45~60 mmHg	＜45 mmHg
静息 PaCO$_2$	＜45 mmHg	45~50 mmHg	＞50 mmHg
静息 D$_L$CO	＞50% 预计值	30%~50% 预计值	＜30% 预计值

FEV$_1$：第 1 秒用力呼气容积；FVC：用力肺活量；FEV$_1$/FVC：一秒率；VO$_2$max：最大摄氧量；PaO$_2$：动脉血氧分压；PaCO$_2$：动脉血二氧化碳分压；D$_L$CO：肺一氧化碳弥散量。

五、术前呼吸系统并存基础疾病处理

1. 术前教育

术前对患者就呼吸系统并存疾病和肺功能障碍对围手术期的危害性进行集体或个体化宣传教育，告知患者可能出现的并存疾病加重或肺部并发症处理预案，缓解患者的焦虑、紧张情绪，增强依从性，实现加速康复。

2. 戒　烟

吸烟可导致呼吸道分泌物增多，易发生呼吸道感染。术后吸烟者感染、血肿及伤口并发症发生率显著增加。建议患者术前戒烟 2~4 周。

3. 深呼吸、咳嗽锻炼

术前教会患者保持站立或坐姿，行遮面咳嗽、排痰训练。通过站立或坐姿，膈肌下移，增大胸腔容积，改善通气，通过深吸气咳嗽，能将呼吸道内分泌物排出体外，防止分泌物淤积滋养细菌和阻塞气道，同时送痰培养，排除肺部感染。

4. 肺康复训练

通过术前呼吸训练可改善患者通气，促进肺部清洁，提高患者呼吸功能和心肺耐力，降低肺部并发症，实现加速康复。对于年龄＞75 岁或患有慢性呼吸道疾病（如 COPD、哮喘、慢性支气管炎和支气管扩张症等）或患有影响胸廓运动的疾病（如强直性脊柱炎、类风湿关节炎、胸廓严重畸形及肥胖等）的患者，均建议进行术前个体化肺康复训练。常用的方法有：吹笛式呼吸（吹气球），采用缩唇呼吸，增强肺内气体排出，减少肺内残气量，吸呼比为1:2或1:3；爬楼训练（2次/天，每次15~30 min，疗程3 d以上）或六分钟步行试验。爬楼训练或六分钟步行试验既是肺康复训练方法，也可作为患者肺功能评价指标，临床应用广泛。

5. 气道物理廓清技术

气道物理廓清技术指运用物理的方式作用于气流，有助于气管、支气管内的分泌物排出，或促发咳嗽使痰液排出。主要措施包括振动排痰、体位引流、用力呼气技术、咳嗽训练、扩胸运动等。研究证实，胸部物理治疗措施有助于改善动脉血气、肺功能、呼吸困难症状等，所有卧床、痰液较多或COPD患者都应预防性实施胸部物理廓清技术。在协助患者进行有效咳嗽、合理使用黏液溶解剂的同时，必要时可使用支气管镜辅助吸痰促使痰液充分排出。有痰液排出时送痰培养，以备选用敏感抗菌药物。

6. 雾化吸入用药

（1）雾化吸入用药的目的和意义。雾化吸入药物主要有三大类：吸入性糖皮质激素、支气管扩张剂和黏液溶解剂。术前应用雾化吸入药物能改善气道高反应性，利于清除气道内分泌物，改善肺功能；术中应用可避免或降低气管插管后咽喉部并发症，如气道痉挛的发生；术后应用能降低肺部并发症发生率，缩短术后住院时间，减少医疗费用。围手术期应用黏液溶解剂能够明显改善由手术因素导致的肺泡表面活性物质的下降，并降低肺炎、肺不张等肺部并发症的比例。

（2）雾化吸入的适用人群。对有呼吸系统高危因素的患者，或者已明确罹患慢性呼吸道疾病的患者术前即可开始雾化吸入用药。对于分泌物过多、痰液黏稠和排痰困难的患者，尤其强调应用黏液溶解剂。

（3）雾化吸入药物的选择和使用方法。吸入性糖皮质激素（ICS）：丙酸倍氯米松、布地奈德、丙酸氟替卡松，虽药效学、药动学等方面存在差异，但机制及适应证都相似。一般丙酸倍氯米松每次1.6 mg，2~3次/天；布地奈德每次2 mg，2~3次/天。雾化支气管扩张药：沙丁胺醇（吸入用硫酸沙丁胺醇溶液）、特布他林（硫酸特布他林雾化液）、异丙托溴铵（异丙托溴铵雾化吸入溶液）。建议术前2~5 d开始使用，每隔6 h雾化吸入1次，异丙托溴铵每次0.5 mg；手术当天进入手术室之前雾化吸入；术后建议及早雾化吸入，24 h后建议每隔6 h雾化吸入1次，连续用药3~7 d或至呼吸系统高危因素稳定。

雾化吸入黏液溶解剂：乙酰半胱氨酸和氨溴索。吸入用氨溴索成人每次 2~3 mL，吸入 1~2 次/天（15~45 mg/d）；乙酰半胱氨酸每次 300 mg（3 mL），雾化吸入 1~2 次/天，围手术期持续 3~10 d 或痰液基本控制。

第二节　哮　喘

围手术期哮喘管理目标是降低围手术期哮喘急性发作风险，降低麻醉、手术操作气道不良事件的风险。对于择期手术，哮喘评估应至少在术前 1 周进行。哮喘症状未控制及近期发生过急性发作的哮喘患者，为气道高反应性患者，其围手术期发生支气管痉挛的风险增高。围手术期各种用药，包括麻醉药物、抗生素、生物制品、浓缩红细胞、血浆等，均易诱发支气管痉挛，甚至沉默肺状态，严重者会出现缺氧性心搏骤停，甚至死亡。因此，所有哮喘患者的择期手术均应在症状得到良好控制后进行；对于急诊手术，则应充分权衡患者可能存在的气道风险与手术必要性。所有哮喘患者，围手术期均应规律应用维持药物。静脉激素治疗可能更适合急诊手术患者。围手术期避免哮喘的诱发因素。根据手术部位优先选择神经阻滞或椎管内麻醉。哮喘的严重程度分级见表 2.7~表 2.9。哮喘评估处理流程详见图 2.1。

表 2.7　哮喘病情严重程度分级

分级	临床特点
间歇状态（第 1 级）	症状＜1 次/周
	短暂出现
	夜间哮喘症状≤2 次/月
	FEV_1 占预计值≥80% 或 PEF≥80% 个人最佳值，PEF 变异率＜20%
轻度持续（第 2 级）	症状≥1 次/周，但＜1 次/天
	可能影响活动和睡眠
	夜间哮喘症状＞2 次/月，但＜1 次/周
	FEV_1 占预计值≥80% 或 PEF≥80% 个人最佳值，PEF 变异率为 20%~30%
中度持续（第 3 级）	每日均有症状
	影响活动和睡眠

续表

分级	临床特点
重度持续（第4级）	夜间哮喘症状≥1次/周
	FEV_1占预计值60%~79%或PEF为60%~79%个人最佳值，PEF变异率>30%
	每日有症状
	频繁出现
	经常出现夜间哮喘症状
	体力活动受限
	FEV_1占预计值<60%或PEF<60%个人最佳值，PEF变异率>30%

FEV_1：第1秒用力呼气容积；PEF：呼气流量峰值。

表2.8 哮喘急性发作时病情严重程度分级

临床特点	轻度	中度	重度	危重
气短	步行、上楼时	轻度活动	休息时	休息时明显
体位	可平卧	喜坐位	端坐呼吸	端坐呼吸或平卧
讲话方式	连续成句	单句	单词	不能讲话
精神状态	可有焦虑，尚安静	时有焦虑或烦躁	常有焦虑、烦躁	嗜睡或意识模糊
出汗	无	有	大汗淋漓	大汗淋漓
呼吸频率	轻度增加	增加	常>30次/分	常>30次/分
辅助呼吸肌活动及三凹征	常无	可有	常有	胸腹矛盾呼吸
哮鸣音	散在，呼吸末期	响亮、弥散	响亮、弥散	减弱，乃至无
脉率	<100次/分	100~120次/分	>120次/分	脉率变慢或不规则
奇脉	无，<10 mmHg	可有，10~25 mmHg	常有，10~25 mmHg（成人）	无，提示呼吸肌疲劳
最初支气管舒张剂治疗后PEF占预计值的百分比或个人最佳值的百分比	>80%	60%~80%	<60%或100 L/min或作用时间<2 h	无法完成检测

续表

临床特点	轻度	中度	重度	危重
PaO_2（吸空气）	正常	≥ 60 mmHg	< 60 mmHg	< 60 mmHg
$PaCO_2$	< 45 mmHg	≤ 45 mmHg	> 45 mmHg	> 45 mmHg
SaO_2（吸空气）	> 95%	91%~95%	≤ 90%	≤ 90%
pH 值	正常	正常	正常或降低	降低

PEF：呼气流量峰值；PaO_2：动脉血氧分压；$PaCO_2$：动脉血二氧化碳分压；SaO_2：动脉血氧饱和度。只要符合某一严重程度的指标 ≥ 4 项，即可提示为该级别的急性发作；1 mmHg=0.133 kPa。

表 2.9 成人和青少年（12 岁及以上）临床常用的吸入性糖皮质激素

药物	每日剂量（μg）		
	低剂量	中剂量	高剂量
二丙酸倍氯米松（pMDI、标准颗粒、HFA）	200~500	> 500~1000	> 1000
二丙酸倍氯米松（pMDI、超细颗粒、HFA）	100~200	> 200~400	> 400
布地奈德（DPI）	200~400	> 400~800	> 800
环索奈德（pMDI、超细颗粒、HFA）	80~160	> 160~320	> 320
丙酸氟替卡松（DPI）	100~250	> 250~500	> 500
丙酸氟替卡松（pMDI、标准颗粒、HFA）	100~250	> 250~500	> 500
糠酸莫米松（DPI）	200		400
糠酸莫米松（pMDI、标准颗粒、HFA）	200~400		> 400
糠酸氟替卡松（DPI）	100		200

pMDI：定量气雾吸入剂；HFA：氢氟烷烃抛射剂；DPI：干粉吸入剂。

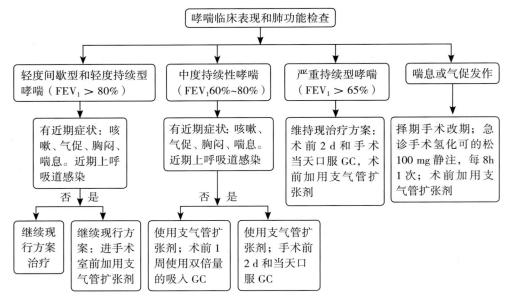

图 2.1 哮喘患者的处理流程图

GC：糖皮质激素；FEV_1：第 1 秒用力呼气容积。图片引自：《肾上腺糖皮质激素在围术期应用的专家共识（2014）》。

第三节 支气管扩张症

支气管扩张症（简称支扩）是由各种病因引起的反复发生的化脓性感染，导致中小支气管反复损伤和（或）阻塞，致使支气管壁结构破坏，引起支气管异常和持久性扩张。临床表现为慢性咳嗽、大量咳痰和（或）间断咯血、伴或不伴气促和呼吸衰竭等轻重程度不等的症状。

一、支扩的影像学表现

支扩的胸部高分辨率 CT（HRCT）主要表现为支气管内径与其伴行肺动脉直径比例的变化，正常人左右肺支气管内径与并行肺动脉直径的比值分别是 0.75 和 0.72。支扩胸部 HRCT 主要表现的直接征象包括：①支气管内径与伴行肺动脉直径之比 > 1；②从中心到外周，支气管未逐渐变细；③距外周胸膜 1 cm 或接近纵隔胸膜范围内可见支气管影。间接征象包括：①支气管壁增厚；②黏液嵌塞；③呼气相 CT 发现"马赛克"征或"气体陷闭"。此外还可见到支气管呈柱状或囊状改变、气管壁增厚（支气管内径 < 80% 外径）、树芽征等。当 CT 扫描层面与支气管平行时，扩张的支气管呈"双轨征"或"串珠状"改

变；当 CT 扫描层面与支气管垂直时，扩张的支气管呈环形或厚壁环形透亮影，与伴行动脉形成"印戒征"；当多个囊状扩张的支气管彼此相邻时，则表现为"蜂窝"或"卷发"状改变。

二、支扩严重程度的评估

支扩严重程度 BSI 评分（表 2.10）包括年龄、体重指数（BMI）、FEV_1 占预计值的百分比、既往 2 年住院次数、既往 12 个月急性加重次数、mMRC 问卷、微生物定植情况、影像学表现 8 个指标。

表 2.10 支扩严重程度 BSI 评分标准

指标	变量	分值（分）
年龄	< 50 岁	0
	50~69 岁	2
	70~79 岁	4
	≥ 80 岁	6
体重指数（BMI）	< 18.5 kg/m²	2
	≥ 18.5 kg/m²	0
FEV_1 占预计值百分比	> 80%	0
	50%~80%	1
	30%~49%	2
	< 30%	3
既往因加重住过院	无	0
	有	5
既往 1 年内急性加重次数	0~2	0
	≥ 3	2
mMRC 评分	0~Ⅱ	0
	Ⅲ	2
	Ⅳ	3
铜绿假单胞菌定植	无	0
	有	3
其他微生物定植	无	0
	有	1
影像累及 3 叶及以上或囊状支扩	无	0
	有	1

注：得分 0~4 分为轻度，5~8 分为中度，≥ 9 分为重度。

三、支扩急性加重的诊断

支扩的急性加重定义为：咳嗽、痰量变化、脓性痰、呼吸困难或运动耐受度下降、乏力或不适、咯血，这 6 项症状中的 3 项及以上出现恶化，时间超过 48 h。

四、并发症及其治疗

1. 咯 血

咯血是支扩（尤其是结核性支扩）最常见的并发症，常由气道炎症反应加剧和（或）血管畸形引起，如果 24 h 内咯血量少于 10 mL，可使用适当的口服抗菌药物及止血药物治疗。一次咯血量超过 100 mL 或 24 h 咯血量超过 500 mL 为大咯血，大咯血是支扩的致死性并发症，严重时可导致窒息。

2. 咯血的治疗方案

（1）对于少量咯血的患者，推荐适当口服止血及抗菌药物治疗；若咯血进一步加重，在垂体后叶素无效或无法使用的前提下，首选支气管动脉栓塞术，辅助止血药物治疗；有介入禁忌的患者，可行支气管镜下止血或外科手术治疗。

（2）对于合并有慢性呼吸衰竭的患者，建议长期家庭氧疗。

（3）对于合并肺动脉高压伴长期低氧血症的患者，建议长期氧疗。目前不主张应用靶向药物治疗此类肺动脉高压，但对存在与原发肺部疾病不匹配的严重肺动脉高压患者，建议到肺血管疾病区域医疗中心进行个体化评估。

第四节　术前呼吸系统用药调整方案

一、吸入性 β 受体激动剂及抗胆碱药

在 COPD 及哮喘患者中，使用 β 受体激动剂（沙丁胺醇、沙美特罗、福莫特罗）和抗胆碱药（异丙托溴铵、噻托溴铵）可降低术后肺部并发症的发生率，建议长期使用该类药物，患者在围手术期持续使用。

二、茶　碱

超剂量的茶碱可能会导致严重的心律失常和神经毒性，且茶碱的代谢受围手术期使用的多种药物影响，建议术前停用茶碱。

三、糖皮质激素类

如果糖皮质激素是维持最佳肺功能所必需的，建议围手术期继续使用糖皮质激素。

四、白三烯受体调节剂

长期使用白三烯受体调节剂（扎鲁司特、孟鲁司特）可控制哮喘症状。建议手术当天早上给予白三烯受体调节剂，术后耐受口服时恢复药物使用（白三烯受体调节剂仅有口服药物，无静脉替代药物）。

第五节　睡眠相关呼吸障碍

睡眠相关呼吸障碍以阻塞性睡眠呼吸暂停（OSA）最为常见。OSA 指患者睡眠时周期性地出现部分或完全的上呼吸道梗阻，以呼吸暂停和低通气为特征的疾病。OSA 的特点是睡眠时上气道反复塌陷、阻塞引起低通气或呼吸暂停，继而导致频繁发生低氧血症、高碳酸血症、胸腔内压力显著波动、睡眠结构紊乱及交感神经张力增加，长期可导致多器官系统功能受损。多导睡眠监测是诊断 OSA 的"金标准"。

一、OSA 的相关定义

1. 睡眠呼吸暂停

指睡眠过程中口鼻呼吸气流消失或明显减弱（较基线幅度下降 ≥ 90%），持续时间 ≥ 10 s。

2. 低通气

睡眠过程中口鼻气流较基线水平降低 ≥ 30%，同时伴脉搏血氧饱和度（SpO_2）下降 ≥ 3% 或伴有微觉醒，持续时间 ≥ 10 s。

3. 呼吸暂停低通气指数（AHI）

睡眠中平均每小时呼吸暂停与低通气的次数之和。

4. 阻塞型睡眠呼吸暂停低通气综合征（OSAHS）

每晚 7 h 睡眠过程中呼吸暂停及低通气反复发作 30 次以上，或呼吸暂停低通气指数 ≥ 5 次 / 小时。呼吸暂停事件以阻塞性为主，伴打鼾、睡眠呼吸暂停和白天嗜睡等症状。

二、OSA 的病理生理

成人的上呼吸道是咽腔，其前壁和侧壁没有骨性组织支撑，仅靠咽腔壁上的肌肉张力保持其开放。睡眠时由于肌肉松弛，舌后坠，可不同程度地使咽腔变窄。如果咽腔显著变窄，则吸气时气流迅速通过悬雍垂、舌根和会厌，产生鼾声和低通气状态（经口、鼻气流少于清醒时的 50% 以上且持续时间超过 10 s）。当咽腔壁肌肉完全失去张力时，咽腔塌陷，由于舌完全后坠，上呼吸道完全梗阻，出现虽用力通气但无气流通过、无声音的窒息状态。窒息时间如果超过 10 s，就将引起低氧、高碳酸血症。低氧和高碳酸血症会触发用力通气和气道负压进一步增加，并导致患者睡眠减浅，出现肢体活动、翻身、憋醒，咽部肌肉张力增加、咽腔部分开放、伴有鼾声。患者气道开放后缓解了低氧血症和高碳酸血症，复又进入深睡状态。

睡眠结构的紊乱和反复发生的憋醒可造成中枢神经系统的损害及自主神经系统功能紊乱，导致深睡不足，白天困倦嗜睡，晨起头痛，记忆力减退，性格和认知改变。睡眠时反复出现不同程度的低氧血症和高碳酸血症，可引起肺动脉高压、肺心病、高血压（晨起高血压、晚上临睡前血压较低、单纯的抗高血压药疗效差、血压波动大）、心绞痛、心律失常，甚至夜间猝死。窒息时呼吸道负压增加，可引起轻度负压性肺水肿。缺氧刺激促红细胞生成素增高，可产生红细胞增多症，使血液黏滞性增高，促发或加重血栓形成。

三、OSA 的筛查与诊断

1. 多导睡眠监测

多导睡眠监测（PSG）被公认为诊断 OSA 的金标准。

2. 诊断标准

（1）临床出现以下症状中的任何一项或以上：①晚上失眠，醒后精力未恢复，白天嗜睡；②夜间憋气、喘息或窒息而醒；③习惯性打鼾、呼吸中断；④高血压、冠心病、脑卒中、心力衰竭、心房颤动、2 型糖尿病、情绪障碍、认知障碍。

（2）多导睡眠监测或便携式诊断仪监测呼吸暂停低通气指数 ≥ 5 次 / 小时，阻塞型事件为主。

（3）无上述症状，多导睡眠监测或便携式诊断仪监测呼吸暂停低通气指数 ≥ 15 次 / 小时，阻塞型事件为主。

符合条件（1）和（2），或者只符合条件（3）者可诊断为成人OSA（表2.11）。

（4）儿童睡眠过程中阻塞性呼吸暂停指数（OAI；睡眠中平均每小时呼吸暂停次数）≥1次/小时或呼吸暂停低通气指数≥5次/小时，每次持续时间≥2个呼吸周期；最低SpO_2＜92%。儿童满足以上两项即可诊断OSA（表2.12）。

表2.11 成人OSA病情程度判断依据

程度	AHI（次/小时）[a]	最低SpO_2（%）[b]
无	＜5	＞90
轻度	≥5且≤15	≥85且≤90
中度	＞15且≤30	≥80且＜85
重度	＞30	＜80

OSA：阻塞性睡眠呼吸暂停；AHI：呼吸暂停低通气指数；SpO_2：脉搏血氧饱和度。
a：主要依据；b：辅助依据。

表2.12 儿童OSA病情程度判断依据

程度	AHI或OAI（次/小时）	最低SpO_2（%）
无	＜5或0	＞91
轻度	5~10或1~5	85~91
中度	11~20或6~10	75~84
重度	＞20或＞10	＜75

OSA：阻塞性睡眠呼吸暂停；AHI：呼吸暂停低通气指数；OAI：阻塞性呼吸暂停指数；SpO_2：脉搏血氧饱和度。

四、OSA患者术前评估和准备

1. 术前评估

（1）OSA严重程度及围手术期风险评估：OSA围手术期风险评分系统见表2.13。如患者术前已有持续气道正压通气（CPAP）或无创正压通气（NPPV），且在术后将继续使用，则可减去1分；如轻或中度OSA患者静息时$PaCO_2$＞50 mmHg，则应增加1分。评分为4分的OSA患者围手术期风险增加，评分为5分以上者则围手术期风险显著增加。

表 2.13 OSA 围手术期风险评分系统

指标	得分（分）
A：OSA 严重程度（如无法进行睡眠研究则参考临床症状）（0~3 分）	
无	0
轻度	1
中度	2
重度	3
B：手术和麻醉因素（0~3 分）	
局部或周围神经阻滞麻醉下的浅表手术，无镇静药	0
中度镇静或全身麻醉浅表手术，椎管内麻醉（不超过中度镇静）外周手术	1
全身麻醉外周手术，中度镇静的气道手术	2
全身麻醉大手术或气道手术	3
C：术后阿片类药物的使用（0~3 分）	
不需要	0
低剂量口服阿片类药物	1
大剂量口服、肠外或神经轴性阿片类药物	3
总分：A 项目分值 +B 或 C 项目中较高分值者（0~6 分）	

（2）困难气道评估：OSA 患者围手术期的最主要危险是不能确保呼吸道通畅，从严格意义上讲，应将所有 OSA 患者视为困难气道患者。评估内容包括：①详细询问气道方面的病史；②颜面部畸形，如小颌畸形、下颌后缩畸形、舌骨位置异常等；③上呼吸道解剖异常，如口咽腔狭小、扁桃体腺样体肥大、舌体肥大等；④结合马兰帕蒂分级、直接或间接喉镜检查、影像学检查等结果综合判断。

（3）重要器官功能评估：对心脑血管系统、呼吸系统和肾脏功能等受累的严重程度进行评估，同时进行相应的治疗，使受损器官达到较好的功能状态。

2. 术前准备

（1）患者准备：术前准备旨在改善或优化 OSA 患者围手术期的身体状况，包括术前持续气道正压通气或无创正压通气治疗，使用下颌前移矫正器或口腔矫治器，以及减肥等措施。对重度 OSA 患者，应考虑于术前即开始睡眠时经鼻罩 CPAP 辅助呼吸，在患者可耐受的情况下也可考虑术前使用下颌前移矫正器、口腔矫治器或者减轻体重。对 CPAP 反应不佳的患者，可考虑睡眠时使用经鼻罩无创正压通气或双水平正压通气。通常经过 3 个月规范的呼吸治疗，能够有效缓解 OSA 导致的心血管功能紊乱和代谢异常。

（2）麻醉物品与监测设备：术前必须准备好完成困难插管的各种导管与设备，备好麻醉机及具有 SpO_2、血压（BP）、心电图（ECG）和呼气末二氧化碳分压（$PETCO_2$）监测功能的监测仪，同时还应备有血气分析仪、转运呼吸机以及必要的血流动力学监测仪。

拓展阅读

[1] Queirós CS, Abelha F. Postoperative pulmonary complications and strategies to prevent them in the perioperative period: a review[J]. Rev Soc Port Anestesiol, 2015, 24(3): 75–88.

[2] Barreiro E, Joaquim A. Respiratory and limb muscle dysfunction in COPD[J]. J Thorac Dis, 2018, 10(Suppl 12): S1415–S1424.

[3] 马俊，廖刃，倪忠，等. 骨科择期手术加速康复围手术期并存呼吸系统疾病华西医院多学科评估与处理专家共识[J]. 中华骨与关节外科杂志，2020, 13(12): 969–975.

[4] Sprung J, Gajic O, Warner DO. Review article: age related alterations in respiratory function-anesthetic considerations[J]. Can J Anaesth, 2006, 53(12): 1244–1257

[5] 广东省药学会. 加速康复外科围手术期药物治疗管理医药专家共识[J]. 今日药学，2020, 30(6): 361–371.

[6] 中华医学会麻醉学分会. 中国麻醉学指南与专家共识（2020 版）[M]. 北京：人民卫生出版社，2022.

[7] 多学科围手术期气道管理专家共识(2016 年版)专家组. 多学科围手术期气道管理专家共识（2016 年版）[J]. 中华胸部外科电子杂志，2016, 3(3): 129–133.

[8] 中华医学会呼吸病学分会哮喘学组. 支气管哮喘防治指南（2020 年版）[J]. 中华结核和呼吸杂志，2020, 43(12): 1023–1048.

[9] Liccardi G, Salzillo A, Sofia M, et al. Bronchial asthma[J]. Curr Opin Anaesthesiol, 2012, 25(1): 30–37.

[10] Martinez-Garcia MA, Athanazio RA, Girón R, et al. Predicting high risk of exacerbations in bronchiectasis: the E-FACED score[J]. Int J Chron Obstruct Pulmon Dis, 2017, 12: 275–284.

[11] Chalmers JD, Goeminne P, Aliberti S, et al. The bronchiectasis severity index. An international derivation and validation study[J]. Am J Respir Crit Care Med, 2014, 189(5): 576–585.

[12] 支气管扩张症专家共识撰写协作组，中华医学会呼吸病学分会感染学组. 中国成人支气管扩张症诊断与治疗专家共识[J]. 中华结核和呼吸杂志，2021, 44(4): 311–321.

[13] 中华医学会麻醉学分会. 中国麻醉学指南与专家共识（2017 版）[M]. 北京：人民卫生出版社，2017.

[14] 中华医学会麻醉学分会五官科麻醉学组. 阻塞性睡眠呼吸暂停患者围术期麻醉管理专家共识(2020 修订版)快捷版[J]. 临床麻醉学杂志，2021, 37(2): 196–199.

[15] 中华医学会麻醉学分会老年人麻醉与围术期管理学组，国家老年疾病临床医学研究中心，国家老年麻醉联盟. 中国老年患者围手术期麻醉管理指导意见（2020版）（一）[J]. 中华医学杂志, 2020,100(31): 2404–2415.

[16] 中华医学会麻醉学分会老年人麻醉学组，国家老年疾病临床医学研究中心，中华医学会精神病学分会，等. 中国老年患者围术期脑健康多学科专家共识（三）[J]. 中华医学杂志, 2019, 99(31): 2409–2422.

[17] Karimi N, Kelava M, Kothari P, et al. Patients at high risk for obstructive sleep apnea are at increased risk for atrial fibrillation after cardiac surgery: a cohort analysis[J]. Anesth Analg, 2018, 126(6): 2025–2031.

[18] American Society of Anesthesiologists Task Force on Perioperative Management of patients with obstructive sleep apnea.Practice guidelines for the perioperative management of patients with obstructive sleep apnea: an updated report by the American Society of Anesthesiologists Task Force on perioperative management of patients with obstructive sleep apnea[J]. Anesthesiology, 2014, 120(2): 268–286.

[19] Gross JB, Bachenberg KL, Benumof JL, et al. Practice guidelines for the perioperative management of patients with obstructive sleep apnea: a report by the American Society of Anesthesiologists Task Force on perioperative management of patients with obstructive sleep apnea[J]. Anesthesiology, 2006, 104(5): 1081–1093, quiz1117–1118.

第三章

循环系统功能术前评估

麻醉医生术前需要对接受非心脏手术且合并心脏病的患者进行详细的麻醉风险评估,以明确手术时机是否合适,以及术中及术后可能发生的心血管事件,并做好应对措施。

第一节 非心脏外科手术前心血管事件风险

一、手术类型对心血管事件风险的影响

围手术期主要心血管不良事件（MACE）的发生率与手术类型密切相关。心血管不良事件发生率＜1%的非心脏外科手术被认为是低风险手术,而开放性或对血流动力学影响较大的手术被认为是高风险手术,高风险手术的心血管不良事件发生率＞5%（表3.1）。另外,根据手术时机可将非心脏外科手术分为急诊手术、限期手术和择期手术。急诊手术需要尽早进行以挽救性命或器官功能,不应延迟；限期手术如延迟进行很可能影响患者的预后及器官功能,如恶性肿瘤的切除、高脑卒中风险患者的颈动脉手术等,但手术时机对预后的影响程度因基础疾病不同而存在差异；择期手术则是可以安全地延迟进行的外科手术（表3.2）。

二、围手术期心血管不良事件发生风险的评估

对围手术期主要心血管不良事件发生风险进行评估,首先应明确患者有无心血管疾病史、心血管疾病危险因素以及心血管系统体格检查异常表现。患者的活动耐量也与围手术期主要心血管不良事件发生风险密切相关。当患者因任何原因无法完成4个代谢当量以上的体力活动,如步行上坡或登上2层以上楼梯时,其围手术期主要心血管不良事件发生风险升高（表3.3,表3.4）。

风险评分系统是评估患者围手术期主要心血管不良事件发生风险的重要辅助工具。修订心脏风险指数（RCRI）是一个简单、易于使用的风险评分工具（表3.5），我们可以根据总评分来评估主要心血管不良事件发生风险。

表 3.1 基于主要心血管不良事件发生风险的非心脏外科手术分类

分类	主要心血管不良事件发生风险[a]	手术类型
低风险手术	<1%	乳腺、口腔、甲状腺、眼科手术，妇科小型手术，骨科小型手术（如半月板切除），整形手术，浅表手术，泌尿外科小型手术（如经尿道前列腺切除术），胸腔镜下小范围肺切除术
中风险手术	1%~5%	颈动脉内膜剥脱术，无症状患者的颈动脉支架置入术，动脉瘤腔内修复术，头颈部手术，脾切除术、食管裂孔疝修补术、胆囊切除术等腹腔手术，胸腔内非大型手术，脊柱和髋关节手术，周围血管造影，肾移植术，泌尿外科或妇科大型手术
高风险手术	>5%	肾上腺切除术，主动脉和大血管手术，有症状患者的颈动脉支架置入术，十二指肠胰腺手术，胆囊切除术，胆管手术，食管切除术，下肢急性缺血的血运重建或截肢手术，全肺切除术（胸腔镜或开胸手术），肺或肝移植，肠穿孔修补术，全膀胱切除术

a：手术风险评估是对30 d内心血管死亡、心肌梗死和脑卒中风险的大致估计，仅考虑特定的手术干预，不考虑患者的合并症。

表 3.2 基于手术时机的非心脏外科手术分类

分类	手术类型
择期手术	整形及正畸手术，非嵌顿/绞窄的腹股沟疝修补术，无症状的良性肿物切除术
限期手术	恶性肿瘤根治术，重要脏器的血运重建，截肢手术
急诊手术	脑出血导致脑疝的减压术，危及生命的脏器破裂出血、消化道穿孔相关手术

表 3.3 运动耐量评估表

代谢当量	活动程度
1 MET	平时能照顾自己吗？
2 MET	能自己吃饭、穿衣服、使用工具吗？
3 MET	能在院子散步吗？
4 MET	能按 50~80 m/min 的速度行走吗？

续表

代谢当量	活动程度
5 MET	能做简单的家务（打扫房间、洗碗）吗？
6 MET	能上一层楼或爬小山坡吗？
7 MET	能快步走（100 m/min）吗？
8 MET	能短距离跑步吗？
9 MET	能做较重的家务（拖地、搬动家具）吗？
10 MET	能参加较剧烈活动（跳舞、游泳等）吗？

MET：代谢当量。运动耐量分级：良好（>10 MET）；中等（4~10 MET）；差（<4 MET）。心脏病患者接受非心脏手术时，<4 MET 则患者耐受力差，手术危险性大；>4 MET 临床危险性较小。

表 3.4　纽约心脏病学会（NYHA）临床心功能分级

分级	临床表现
Ⅰ级	体力活动不受限，日常活动不引起过度的乏力、呼吸困难或心悸
Ⅱ级	体力活动轻度受限，休息时无症状，日常活动即可引起乏力、心悸、呼吸困难或心绞痛
Ⅲ级	体力活动明显受限，休息时无症状，轻于日常的活动即可引起上述症状
Ⅳ级	不能从事任何体力活动，休息时亦有充血性心力衰竭或心绞痛症状，任何体力活动后加重

表 3.5　修订心脏风险指数评分细则

项目	得分（分）
缺血性心脏病史[a]	1
充血性心力衰竭病史[b]	1
脑血管病史[c]	1
糖尿病需胰岛素治疗	1
术前血清肌酐水平>177 μmol/L（2.0 mg/dL）	1
高风险手术[d]	1
总分	6

a：缺血性心脏病史包括既往心肌梗死、运动试验阳性、主诉缺血性胸痛或使用硝酸酯、心电图发现病理性 Q 波、接受冠状动脉旁路移植术或血管成形术；b：充血性心力衰竭病史包括有肺水肿或夜间阵发性呼吸困难症状，查体发现双肺湿啰音或第三心音奔马律，胸部 X 线片发现肺淤血；c：脑血管病史包括脑卒中或短暂性脑缺血发作史；d：高风险手术定义为腹膜内、胸廓内的手术或腹股沟以上的周围血管手术。心因性死亡、非致死性心肌梗死、非致死性心搏骤停发生风险评估结果：0 个危险因素=0.4%，1 个危险因素=0.9%，2 个危险因素=6.6%，≥3 个危险因素=11%。

三、活动性心脏病

建议对于合并"活动性心脏病"的患者进行内科治疗，稳定后再行择期手术。"活动性心脏病"包括不稳定型冠脉综合征（不稳定型心绞痛和近期心肌梗死）、心力衰竭失代偿期、严重心律失常、严重瓣膜疾病等（表3.6，表3.7）。

表3.6 加拿大心血管病学会（CCS）心绞痛分级标准

分级	内容
Ⅰ级	一般日常活动不会引起心绞痛，只有在用力、速度快、长时间的体力活动时才会诱发
Ⅱ级	日常体力活动轻度受限，在饭后、情绪激动、寒冷刺激时明显受限；平地步行200 m以上或爬楼梯1层以上即可诱发
Ⅲ级	日常体力活动明显受限，平地步行200 m以内或爬楼梯1层即可诱发
Ⅳ级	日常轻微活动即可诱发，甚至休息时也会发作

表3.7 美国心脏病学会和美国心脏协会（ACC/AHA）活动性心脏病分类

分类	内容
不稳定型冠心病	不稳定或严重心绞痛（CCS分级Ⅲ或Ⅳ级）；近期心肌梗死（发病后7~30 d）
失代偿性心力衰竭	NYHA心功能分级Ⅳ级，恶化或新发的心力衰竭
严重心律失常	高度房室传导阻滞；二度Ⅱ型房室传导阻滞；三度房室传导阻滞；症状性室性心律失常；室上性心律失常（包括心房颤动），心室率控制不佳（>100次/分）；症状性心动过缓；新发室性心动过速
严重瓣膜病	严重主动脉瓣狭窄[平均压力梯度>40 mmHg（1 mmHg=0.133 kPa）；主动脉瓣口面积<1.0 cm^2，或有症状]；症状性二尖瓣狭窄（劳累时进行性呼吸困难、劳累性晕厥或心力衰竭）

四、术前心脏标志物检查

B型利钠肽（BNP）和N末端B型利钠肽原（NT-proBNP）是常用的心力衰竭血清标志物。术前BNP水平≥92 pg/mL（1 pg/mL=1 ng/L）或NT-ProBNP水平≥300 pg/mL时，患者术后30 d内死亡或者心肌梗死的发生率升高（表3.8）。

肌钙蛋白T和肌钙蛋白I常用于诊断心肌梗死或损伤，肌钙蛋白基线水平升高与围手术期心肌梗死及远期死亡率增加相关。心肌梗死是非心脏外科手术术后发生率较高的并发症，因此对于心血管事件风险较高的患者，应在术前完善肌钙蛋白检查，并于术后监测有无升高，以及时诊断心肌梗死。

心脏标志物检测是进行心血管疾病危险分层的常用手段，建议在围手术期心血管事件高风险的患者中进行心脏标志物检测（表 3.9）。

表 3.8 基于术前 NT-proBNP 或 BNP 的风险分层

结果	非心脏手术后 30 d 内死亡或心肌梗死的风险估计
NT-proBNP < 300 pg/mL 或 BNP < 92 pg/mL	4.9% [95% CI（3.9%，6.1%）]
NT-proBNP ≥ 300 pg/mL 或 BNP ≥ 92 pg/mL	21.8% [95% CI（19.0%，24.8%）]

NT-proBNP：N 末端 B 型利钠肽原；CI：置信区间；1 pg/mL=1 ng/L。

表 3.9 非心脏外科手术前心脏标志物检测推荐意见

推荐意见
·年龄 ≥ 65 岁，有心血管病高危因素、心血管病史或相关症状，MET < 4 或 RCRI > 1 的患者，计划接受中或高风险手术，应在手术前检测肌钙蛋白
·年龄 ≥ 65 岁，有心血管病高危因素、心血管病史或相关症状，MET < 4 或 RCRI > 1 的患者，计划接受中或高风险手术，可以在手术前检测 BNP/NT-proBNP
·年龄 < 65 岁，无心血管病相关症状及危险因素、计划接受中或低风险手术的患者，无须在术前常规进行心脏标志物检测

MET：代谢当量；RCRI：修订心脏风险指数；BNP：B 型利钠肽；NT-proBNP：N 末端 B 型利钠肽原。

术前心血管辅助检查旨在明确是否存在心肌缺血、心脏结构及功能异常、心律失常等心血管疾病。常用的辅助检查包括心电图、经胸超声心动图（TTE）、动态心电图、动态血压、心电图运动负荷试验、冠状动脉 CT 血管成像（CTA）等。

心电图易于进行，可用于筛查心律失常、心肌缺血等情况，常用于有主要心血管不良事件风险患者的术前筛查。超声心动图主要用于评估患者的心功能和心脏结构，患者可能存在心血管疾病时需在术前完善超声心动图。心电图运动负荷试验及冠状动脉 CTA 主要用于筛查心肌缺血。心肺运动试验主要用于测量患者的呼吸及循环功能水平，以协助围手术期主要心血管不良事件风险评估。

冠状动脉造影为有创检查，且涉及抗血栓药物的使用，过度的术前检查可能导致外科手术推迟。仅当心血管专科医生判断患者在外科手术前需进行经皮冠状动脉介入治疗（PCI）的可能性较高时，才需要在非心脏外科手术前进行冠状动脉造影。非心脏外科手术围手术期心血管评估的辅助检查推荐意见见表 3.10。

表 3.10　非心脏外科手术围手术期心血管辅助检查推荐意见

检查项目	推荐意见
心电图	患者年龄≥65岁、计划接受中/高风险手术、已确诊心血管疾病或存在心血管疾病危险因素时，术前需要进行心电图筛查； 患者无危险因素且计划接受低风险手术时无须常规检查心电图
TTE	有明确心力衰竭病史、存在原因不明的呼吸困难、体格检查发现心脏杂音时，术前需要进行 TTE 检查； 计划进行高风险手术、既往有明确心血管疾病或心电图异常的患者，术前可进行 TTE 检查
运动负荷试验、心肺运动试验	计划接受中/高风险手术且体力活动能力未知的患者，可行心肺运动试验进行评估； 存在心肌缺血或体力活动能力减退（＜4 MET）的患者，可考虑行心电图运动负荷试验检查； 体力活动能力良好（≥4 MET）且计划接受低风险手术的患者，无须常规行心电图运动试验
冠状动脉 CTA	计划接受非紧急手术且有心肌缺血证据的患者，如考虑冠状动脉病变可能需要术前进行预防性冠状动脉介入诊疗，可在术前行冠状动脉 CTA 检查
冠状动脉造影	除计划接受冠状动脉介入治疗的患者，非心脏外科手术前无须常规行冠状动脉造影检查

TTE：经胸超声心动图；CTA：CT 血管成像；MET：代谢当量。

第二节　急诊手术

与择期手术相比，需在 24 h 内进行的急诊手术 30 d 死亡、非计划再次手术及再入院的发生率均显著升高。非心脏外科手术术前应首先评估手术的紧急程度。对于确实需要行急诊手术以挽救生命的患者，不应为了进行心血管风险评估或心血管疾病管理而推迟手术，条件允许时可邀请心血管专科医生会诊，以提供围手术期心血管疾病管理以及心血管事件监测与预防的建议。对于需在 6~24 h 内进行紧急手术的患者，建议仅在病史或体格检查提示存在急性心力衰竭、急性冠脉综合征、严重的阻塞性心脏疾病（如重度心脏瓣膜狭窄、左心室流出道梗阻）、严重的肺动脉高压的情况下，于术前完善心血管疾病风险评估。当确定患者合并不稳定的心血管疾病时，应组织多学科协作讨论手术的优先级，并考虑在围手术期进行血流动力学监测。

第三节 冠状动脉粥样硬化性心脏病

一、冠心病患者阿司匹林的预防性应用

阿司匹林（75~100 mg/d）作为冠心病的一级和二级预防药物已在临床广泛使用。阿司匹林联合一种P2Y12受体拮抗剂（氯吡格雷、普拉格雷、替格瑞洛、坎格瑞洛）的双联抗血小板治疗，应用于经皮冠状动脉介入治疗（PCI）后、冠状动脉旁路移植术后、溶栓后以及单纯药物治疗的急性冠脉综合征患者中。

二、术前冠状动脉介入治疗

PCI术后需要常规接受双联抗血小板治疗，非心脏外科手术前行PCI会增加围手术期出血及血栓风险，而且在非心脏外科手术术前常规对冠状动脉病变进行PCI的获益缺乏循证医学证据支持，因此应避免不必要的术前PCI。如择期非心脏外科手术能安全推迟至双联抗血小板治疗疗程结束后，术前PCI治疗能预防心脏缺血相关的围手术期并发症。

1. 稳定性冠心病的预防性血运重建

对于合并冠状动脉阻塞性病变的稳定性冠心病患者，包括无症状及稳定型心绞痛，目前不推荐在外科术前行预防性PCI或冠状动脉旁路移植术。如患者计划接受择期中/高风险外科手术，当存在左主干病变且不考虑外科手术同期行冠状动脉旁路移植术时，可以考虑在术前行血运重建治疗。对于心脏负荷试验提示大面积缺血或存在不明原因的左心室收缩功能减退的患者，如计划进行择期高风险外科手术，术前可行冠状动脉造影，评估是否需接受预防性血运重建治疗。除上述情况外，不建议单纯为了规避手术风险而常规行冠状动脉造影及血运重建治疗。相关推荐意见详见表3.11。

2. 急性冠脉综合征患者的血运重建

如计划进行择期非心脏外科手术的患者合并急性冠脉综合征，应在外科术前进行PCI以提高生存率。当需要接受急诊非心脏外科手术的患者合并急性冠脉综合征，因围手术期主要心血管不良事件风险高且临床情况复杂，应该根据具体病情，由多学科团队权衡风险及获益后再决策。

表 3.11　稳定性冠心病 NCS 术前预防性冠状动脉介入治疗推荐意见

推荐意见
·拟接受择期 NCS 的患者如计划进行中/高风险外科手术，且存在严重冠状动脉缺血 [a] 时，推荐术前行冠状动脉介入治疗； ·拟接受择期 NCS 的患者如计划进行高风险外科手术，术前检查提示可能存在严重冠状动脉缺血 [a] 时，可考虑行冠状动脉造影协助进一步决策； ·如拟接受择期 NCS 的患者需在术前进行 PCI，应考虑优化 PCI 策略以控制 DAPT 疗程； ·不建议择期 NCS 患者术前常规行冠状动脉造影及血运重建治疗

NCS：非心脏外科手术；PCI：经皮冠状动脉介入治疗；DAPT：双联抗血小板治疗。
a：严重冠状动脉缺血包括左主干严重狭窄；三支血管病变或前降支近段严重狭窄的二支病变，且左室射血分数 < 50% 或检查提示严重心肌缺血；急性冠脉综合征。

三、PCI 术后

对置入冠状动脉支架的患者（图 3.1），若拟行高出血风险的手术，则需仔细权衡停用抗血小板药造成的心血管并发症风险以及不停用药物所致出血风险之间的利弊。

2018 年发布的 PCI 术后患者行外科手术围手术期抗血栓药物多学科管理意见中，对 PCI 术后患者围手术期血栓栓塞风险进行分级（表 3.12）。对于 PCI 术后 > 12 个月的患者，围手术期血栓栓塞风险为低危，可进行择期手术。而对于 PCI 术后 12 个月以内的患者要根据多种因素决定择期手术时间。总之，单纯冠状动脉普通球囊扩张后至少 2 周再行择期手术，植入金属裸支架（BMS）

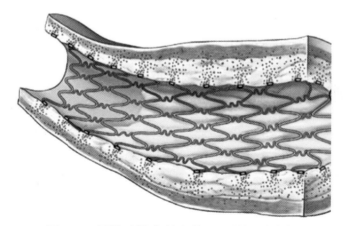

图 3.1　冠状动脉内的生物可吸收心脏支架

后至少 1 个月再行择期手术，植入药物洗脱支架（DES）后至少 3 个月再行择期手术，对于新一代的 DES 可以根据情况适当缩短时间，植入生物可吸收支架（BRS）后至少 12 个月再行择期手术。该多学科管理意见未包括药物涂层球囊（DCB）术后的患者，但目前药物涂层球囊在国内的使用也逐渐增加。由于药物涂层球囊推荐的双联抗血小板时间为 1~3 个月，所以药物涂层球囊术后至少 1 个月再行择期手术。在针对具体患者时，可参照表 3.12 进行血栓风险分级，其中，缺血风险升高的临床证据包括此次 PCI 时临床表现为急性冠脉综合征、既往多次心肌梗死病史、既往规范抗血小板治疗过程中发生支架内血栓、左室射血分数＜35%、慢性肾脏疾病及糖尿病；缺血风险升高的造影证据包括长支架或多个支架（至少植入 3 枚支架或治疗 3 处以上病变或支架总长度＞60 mm）、重叠支架、支架直径小（＜2.5 mm）、分叉处病变（植入 2 枚支架）、广泛的冠状动脉病变性冠心病、血运重建不完全或慢性完全闭塞病变的治疗。若患者无法提供支架等冠心病相关信息，建议术前心内科会诊，对手术耐受情况及血栓风险行进一步评估。

表 3.12　PCI 患者围手术期血栓栓塞风险分级表

手术距离 PCI 时间	PCI 患者伴有缺血风险升高特征					PCI 患者未伴有缺血风险升高特征				
	POBA	BMS	第一代 DES	第二/三代 DES	BVS	POBA	BMS	第一代 DES	第二/三代 DES	BVS
＜1 个月	高危	高危	高危	高危	高危	高危（＜2 周）中危	高危	高危	高危	高危
1~3 个月	中危	高危	高危	高危	高危	低危	中危	高危	中危	高危
4~6 个月	中危	高危	高危	中危/高危	高危	低危	低危/中危	中危	低危/中危	高危
7~12 个月	中危	中危	中危	中危	高危	低危	低危	中危	低危	高危
＞12 个月	低危	低危	低危	低危	不明	低危	低危	低危	低危	不明

PCI：经皮冠状动脉介入治疗；POBA：普通球囊血管成形术；BMS：金属裸支架；DES：药物洗脱支架；BVS：生物可吸收支架。

四、冠状动脉旁路移植术

冠状动脉旁路移植术（CABG）也是冠心病的外科治疗手段之一。关于CABG后抗血小板药治疗时限，应根据患者CABG时的临床情况来制订：急性冠脉综合征患者行CABG后，应重新开始恢复P2Y12受体拮抗剂治疗，治疗时间应达到急性冠脉综合征事件后的12个月；对于PCI术后再行CABG的患者，术后应重新恢复P2Y12受体拮抗剂治疗，至完成PCI要求的双联抗血小板药治疗时间；而稳定性缺血性心脏病患者在CABG后也可考虑进行双联抗血小板治疗12个月，以确保移植静脉通畅，减少动脉粥样硬化性血栓形成。CABG后若冠心病二级预防治疗未满1年，无论基线危险因素情况如何，术后心血管不良事件均显著增加。因此对于CABG后行择期非心脏手术的患者，尤其是对CABG后1年内的患者，建议术前心外科、心内科会诊，进一步对手术耐受情况及血栓栓塞风险分级进行评估。

五、其他患者

对于未行PCI的冠心病患者，若近期发生心肌梗死，建议将择期非心脏手术推迟至心肌梗死事件6个月以后进行。术前仅用阿司匹林作为心血管病一级预防（未诊断为冠心病的人群，为积极改善冠心病高危因素而进行的预防性用药）的患者，可在术前暂停使用阿司匹林；而用阿司匹林作为心血管病二级预防（诊断为冠心病的人群，为减少并发症、改善病死/病残率而进行的预防性用药）的患者，除进行高出血风险手术外，建议继续使用阿司匹林。术前仅用P2Y12受体拮抗剂进行治疗的患者，若拟行低危出血风险手术，建议围手术期继续应用，或术前至少使用阿司匹林7 d（75~100 mg/d）替代P2Y12受体拮抗剂。

对于有长期抗血小板治疗指征的患者，术后尽早恢复单抗血小板药治疗。对于这部分患者，建议术前完成心内科、心外科、麻醉科等参与的多学科会诊，参照最新心脏病患者非心脏手术术前评估指南进行医疗决策，给予包括心脏再血管化手术和（或）非心脏手术的手术时机、手术方案及围手术期抗血栓药物管理在内的综合处理方案。

第四节 高血压

一、术前把控要点

1. 高血压靶器官损害

（1）高血压脑出血患者需要病情稳定 1 个月后进行非脑外科手术。

（2）术前血肌酐水平 ＞ 180 μmol/L（2 mg/dL）或肌酐清除率有明显意义的降低，择期手术前需要进一步治疗。

（3）高血压，尤其合并糖尿病的患者，有眼底出血、视网膜和视盘水肿或出血，暂缓择期手术。

（4）注意同时合并的主动脉扩张及主动脉夹层问题，必要时行主动脉 CTA 检查排除。

2. 术前控制血压标准

（1）未经治疗的高血压容易并发心肌缺血、心律失常、心力衰竭等，均需治疗并暂缓手术。血压标准应以术前病房测量的标准血压和手术室第 1 次测量血压的平均值作为基础血压，从而确定术前的血压控制目标，条件允许时进一步完善高血压靶器官损害筛查。轻中度高血压（＜ 180/110 mmHg）可进行手术，重度高血压（≥ 180/110 mmHg）应延迟择期手术，争取时间控制血压。如需接受急诊手术，则血压水平不应成为立即麻醉手术的障碍。

（2）择期手术患者术前理想的降压目标：中青年患者血压控制在 130/85 mmHg 以下，老年患者血压控制在 140/90 mmHg 以下，60 岁以上且不伴糖尿病及慢性肾脏病的患者可将收缩压控制在 150 mmHg 以下。合并糖尿病者，血压应降至 130/80 mmHg 以下；合并慢性肾脏病者，血压应控制在 130/80 mmHg 以下，甚至 125/75 mmHg 以下。

（3）降压须个体化进行，避免术前降压过低、过快，尤其对合并冠心病和（或）颈动脉中重度狭窄的患者。

二、继发性高血压术前评估要点

继发性高血压是指血压升高是某些疾病的一种表现，占所有高血压的 5%~10%，主要见于肾上腺疾病、内分泌疾病等。

原发性醛固酮增多症是由肾上腺皮质分泌过多的醛固酮而引起的高血压和

低血钾综合征。处理：①术前纠正电解质紊乱，补钾；②采用螺内酯抗醛固酮治疗控制血压，对血压控制不满意者应辅以钙通道阻滞剂、血管紧张素转化酶抑制剂等；③肿瘤切除后，醛固酮分泌急剧减少，易导致低血压，需给予升压药去甲肾上腺素和（或）去氧肾上腺素及加快输血、输液，及时补充糖皮质激素（静脉滴注氢化可的松 100~300 mg）；④术前有低钾血症伴肌无力或肌肉麻痹时可延长非去极化肌松药的时效，肌松药剂量宜小。

第五节　心肌病

围手术期常见的心肌病有扩张型心肌病、肥厚型心肌病、围生期心肌病，伴有限制性病理生理改变的继发性心肌病如缺血性心肌病。

一、扩张型心肌病

是一类以左心室或双心室扩大伴收缩功能障碍为特征的心肌病，是心肌病最常见的类型。

1. 术前评估

若术前存在左室射血分数（LVEF）< 25%、肺毛细血管楔压（PCWP）> 20 mmHg、心指数（CI）< 2.5 L/（min·m^2）、低血压、肺动脉高压、中心静脉压（CVP）升高、恶性心律失常中 1 项或多项，自然猝死率极高，术前需积极准备，禁忌非挽救生命的一切手术。评估要点如下：

（1）胸部 X 线片：若存在肺静脉淤血、肺间质或肺泡性肺水肿，术前需要积极抗心力衰竭及利尿治疗。

（2）ECG 及 24 h 动态心电图判断是否存在恶性心律失常或高度房室传导阻滞，以确定是否为起搏器或植入型心脏转复除颤器（ICD）的指征，防止围手术期猝死；若伴有二度房室传导阻滞、双束支传导阻滞、完全左后分支阻滞三者之一时，无论有无临床症状，均应考虑安装临时起搏器。若合并二度Ⅱ型、高度或三度房室传导阻滞，推荐置入永久性心脏起搏器。

（3）超声心动图评估心腔大小、室壁运动功能、有无附壁血栓、瓣膜功能，以决定术前如何调整用药及是否需要抗凝。

（4）检测 BNP、NT-proBNP，若二者水平显著升高或居高不降，或降幅 < 30%，预示围手术期死亡风险增加，暂缓择期手术。术前纠正贫血及电解质、肝肾功能异常。

（5）术前治疗用药包括β受体阻滞剂、血管紧张素转化酶抑制剂（ACEI）、利尿剂、地高辛等。利尿剂于手术当天停用，β受体阻滞剂维持使用。若术前需要抗凝治疗，常采用华法林或达比加群酯，根据接受手术的类型和麻醉方法，选择合适的停药时间（华法林5~7 d，达比加群酯2~3 d）。

（6）扩张型心肌病患者应用ICD的指征包括：非缺血性扩张型心肌病经药物治疗后LVEF≤35%，预计生存时间1年以上，状态良好；急性心肌梗死40 d后LVEF≤35%，预计生存时间1年以上。此类患者禁忌接受非挽救生命的非心脏手术。

二、肥厚型心肌病

肥厚型心肌病是一种以心肌肥厚为特征的疾病，成人肥厚型心肌病是指左心室壁最大厚度≥15 mm，或者有明确家族史者厚度≥13 mm，通常不伴左心室腔扩大。心室壁心肌肥厚是肥厚型心肌病最主要的病理学特征，可发生在室壁的任何部位，以左心室为主，也可累及右心室；多呈非对称、非均匀性肥厚，以室间隔增厚为主，亦可呈对称性均匀性肥厚。肥厚部位的心肌收缩速度及幅度明显降低。室壁过度肥厚（最大左心室壁厚度＞30 mm）是肥厚型心肌病发生心源性猝死的危险因素之一，若累及右心室，猝死风险会更高。

临床上应用连续波多普勒超声测量左心室流出道峰值压差，评估左心室流出道梗阻情况，对临床治疗决策有指导意义。静息时较高的左心室流出道峰值压差（≥30 mmHg，1 mmHg=0.133 kPa）亦是肥厚型心肌病患者发生心源性猝死的危险因素之一。

1. 术前评估

术前评估的主要内容包括确定有无左心室流出道梗阻及其严重程度，是否具有心脏外科指征，以及通过术前准备将术中及术后梗阻恶化的可能性降到最低。具体要点如下：

（1）同时满足以下2个条件者为室间隔心肌切除术的适应证：①药物治疗效果不佳，治疗后仍有呼吸困难、胸痛或晕厥、先兆晕厥；②静息或运动激发后，由室间隔肥厚和二尖瓣收缩期前移（SAM）所致的左心室流出道压差≥50 mmHg，SAM（+）。对部分症状较轻（NYHA心功能Ⅱ级），左心室流出道压差≥50 mmHg，但存在中重度二尖瓣关闭不全、房颤或左心房明显增大等情况，也考虑外科手术。

（2）若患者存在上述心外科处理指征，接受非心脏手术时，需要相应心外科备台，并做好体外循环准备。

（3）肥厚型心肌病常合并心肌缺血，且合并心肌桥的发生率高（15%~30%）。因此，术前需要明确其缺血程度及干预方式，行冠状动脉CTA及造影检查。

（4）若同时合并右心室心肌肥厚及梗阻（静息时右心室流出道压差≥25 mmHg），则围手术期风险更高，慎重考虑非心脏手术。

（5）肥厚型心肌病心律失常发生率高，术前需进行12导联心电图及24~48 h动态心电图检查。对药物治疗难以控制的症状性射血分数降低型心力衰竭（HFrEF；LVEF＜40%）伴有左束支传导阻滞且QRS间期＞130 ms的患者，考虑应用心脏再同步化治疗。若近期出现1次或多次晕厥，且最大左心室厚度≥30 mm，考虑植入ICD。

（6）无梗阻症状者治疗同一般心力衰竭治疗，有梗阻症状者主要是缓解症状、预防猝死。应用的药物有β受体阻滞剂、非二氢吡啶类钙通道阻滞剂（如地尔硫䓬）。二氢吡啶类钙通道阻滞剂（如硝苯地平）具有血管扩张作用，可加重流出道梗阻，不推荐使用。合并症状性射血分数降低型心力衰竭者，采用血管紧张素转化酶抑制剂/血管紧张素Ⅱ受体阻滞剂。伴心房颤动、心房扑动的肥厚型心肌病患者需口服华法林抗凝，预防栓塞。

三、限制型心肌病

限制型心肌病是以心室壁僵硬度增加、舒张功能降低、充盈受限而引起临床右心衰竭症状为特征的一类心肌病，与缩窄性心包炎的临床表现及血流动力学改变十分相似，经胸或经食管超声心动图可协助鉴别诊断。

1. 术前评估

（1）限制型心肌病容易合并心律失常，β受体阻滞剂有助于减少发生心律失常的风险，但特别注意避免心动过缓诱发急性心力衰竭。

（2）合并心力衰竭主要表现为舒张性心力衰竭，避免行非急诊手术，避免过度利尿影响血压。心力衰竭合并心房颤动时可使用洋地黄类药物。

四、缺血性心肌病

缺血性心肌病是冠心病的一种特殊类型或晚期阶段，必须行非心脏手术时，包括急诊手术、肿瘤限期手术等，围手术期风险极大。大多数患者的表现类似于扩张型心肌病，围手术期管理需结合冠心病和扩张型心肌病二者的特点。

1. 术前评估及准备

（1）术前进行冠状动脉相关检查，明确冠状动脉的狭窄程度。术前可行心肌核素灌注显像，判断心肌存活情况。多学科专家共同讨论有无冠状动脉重建指征及重建时机和方式。

（2）术前行超声心动图检查，了解左心室大小、LVEF、有无附壁血栓等。行股动脉超声，为围手术期可能的主动脉内球囊反搏（IABP）辅助提供通路依据。

（3）术前行 12 导联心电图，必要时行 24~48 h 动态心电图，明确有无心律失常及类型。尤其需要重视出现连续性室性心律失常的患者，判断其有无 ICD 植入指征。

（4）测定心肌酶、肌钙蛋白、BNP 及 NT-proBNP，若有增高，术前积极治疗。应用药物包括 β 受体阻滞剂、ACEI/ARB 等。尽可能在各指标呈降低趋势后再考虑手术。

（5）对接受抗血栓、抗凝治疗的患者，应做好围手术期衔接，兼顾栓塞及出血风险。

第六节 心律失常

具有心血管疾病或危险因素的患者接受非心脏外科手术时，因应激、药物影响及容量与电解质水平波动，围手术期易发生心律失常。因此，建议对接受非心脏外科手术且具有心血管疾病或风险的患者在围手术期常规进行心电监护。

一、心房颤动

心房颤动（简称房颤）是最常见的持续性心律失常，显著增加死亡、脑卒中、心力衰竭（简称心衰）、认知功能障碍和痴呆的风险。

1. 控制心室率

术前新发房颤，手术尽可能推迟到心室率被控制或转复为窦性心律；若为持续性房颤，术前应控制心室率在 100 次 / 分以下。选择药物包括 β 受体阻滞剂、钙通道阻滞剂、毛花苷 C（西地兰）、胺碘酮等。

2. 房颤患者围手术期抗凝药物的调整

房颤时，由于心房收缩缺乏协调促使血液在左心房淤积及血栓形成，血栓栓塞性卒中是其最严重的并发症。预防房颤引起的血栓栓塞事件是房颤治疗中的重要环节。抗凝治疗可以明显减少血栓栓塞事件，改善预后。抗凝治疗有引起出血的风险，因此需要进行脑卒中和出血风险的评估，目前推荐使用

CHA$_2$DS$_2$-VASc 评分（表 3.13）评估非瓣膜病患者的脑卒中风险，男性 ≥ 2 分 / 女性 ≥ 3 分均可从抗凝治疗中获益，可根据患者个体情况和意愿选择抗凝治疗方案。房颤患者可选的抗凝药物有：华法林、达比加群酯、利伐沙班。在抗凝治疗基础上加用单个或双联抗血小板药治疗可减少房颤患者脑卒中及冠状动脉事件的发生，但会增加出血风险。

表 3.13　非瓣膜病房颤血栓危险度 CHA$_2$DS$_2$-VASc 评分

项目	危险因素	说明	分值（分）
C	充血性心力衰竭	包括 HFrEF、HFmrEF、HFpEF 及左心室收缩功能障碍（LVEF < 40%）	1
H	高血压	高血压病史，或目前血压 ≥ 140/90 mmHg	1
A$_2$	年龄 ≥ 65 岁	亚洲房颤患者 ≥ 65 岁	2
D	糖尿病	包括 1 型和 2 型糖尿病，病程越长，脑卒中风险越高	1
S$_2$	脑卒中	既往脑卒中、短暂性脑缺血发作或体循环栓塞；包括缺血性和出血性卒中	2
V	血管疾病	包括影像证实的冠心病或心肌梗死病史、外周动脉疾病（外周动脉狭窄 ≥ 50% 或行血运重建）、主动脉斑块	1
A	年龄 60~64 岁	亚洲房颤患者 60~64 岁	1
Sc	性别（女性）	脑卒中风险的修正因素，但不是独立危险因素	1

HFrEF：射血分数降低的心衰；HFmrEF：射血分数轻度降低的心衰；HFpEF：射血分数保留的心衰；LVEF：左室射血分数。1 mmHg=0.133 kPa。

3. CHA$_2$DS$_2$-VASc 评分

5 分以上、既往 3 个月内有脑卒中史、合并风湿性瓣膜病的房颤患者，若接受中高危出血风险手术，需要停用华法林接受桥接治疗。桥接方法：术前 5 d 停用华法林，停用 2 d 后开始静脉给予普通肝素（UFH）或低分子量肝素（LMWH；低血栓栓塞风险给予预防剂量，高血栓栓塞风险给予治疗剂量）。应用 LMWH 预防剂量 12 h、治疗剂量 24 h 后进行手术，UFH 术前 4~6 h 停止。术后根据出凝血状态，1~2 d 恢复 LMWH 或 UFH。

4. 房颤患者术前起搏器治疗指征

若存在一次或多次 > 5 s 的停搏，无论有无症状，均考虑心脏起搏器治疗。

永久性房颤合并症状性心动过缓者,术前需要置入起搏器。房颤表现为慢且规则的心室率,表示可能存在完全性房室传导阻滞,如持续不恢复,需要进一步检查。

二、频发室性期前收缩

24 h 动态心电图室性期前收缩(PVC)负荷占总心搏数 15%~25% 以上即为频发室性期前收缩,也有研究认为室性期前收缩次数 > 1000 次 / 天。频发室性期前收缩可导致左心室收缩功能不全。麻醉手术期间,如出现每分钟 6 个或更多的室性期前收缩,反复出现或呈现多灶性室性异位节律,则发生致命性室性心律失常的风险增加,应即刻处理。

1. 术前评估及治疗

(1)术前患者 ECG 提示频发室性期前收缩,建议 24 h 动态心电图及超声心动图进一步检查。

(2)室性期前收缩患者术前存在左心室收缩功能下降或心室容量增加,无症状亦要高度重视,尤其对于 24 h 室性期前收缩 > 10 000 次的患者,术前应积极治疗。

(3)在心内科指导下进行药物治疗,主要药物包括 β 受体阻滞剂、非二氢吡啶类钙通道阻滞剂、普罗帕酮、胺碘酮等。

(4)术前排除电解质紊乱,可口服门冬氨酸钾镁片保持血钾、血镁处于正常范围高限。

(5)对于症状明显,且抗心律失常药物治疗无效或患者不能耐受药物治疗、频发室性期前收缩导致心律失常心肌病、室性期前收缩导致局灶性室颤需要接受中高危非心脏手术的患者,考虑术前进行导管消融治疗。

三、室上性心动过速

室上性心动过速是指起源于希氏束分支以上部位的心动过速,包括房性心动过速(简称房速)、心房扑动(简称房扑)、房室结折返性心动过速及房室折返性心动过速。房速和房扑多见于器质性心肺疾病患者。室上性心动过速发作期禁忌接受任何非急诊手术。

1. 术前评估及治疗

(1)术前确保无室上性心动过速发作,无血流动力学影响。可行动态心电图及动态血压检查,判断心律失常是否影响血压。

（2）术前口服药物包括β受体阻滞剂、普罗帕酮（心律平）等，用至手术当天。

（3）反复发作或药物治疗效果不佳的顽固性房室结折返性心动过速患者，建议导管射频消融治疗。

（4）对于术前可能需要紧急电复律的患者，术前均应提前放置好体外除颤电极，以备即刻进行电复律。

四、QT 间期延长

QT 间期延长综合征分为获得性和先天性。先天性 QT 间期延长综合征（LQTS）是一种常染色体遗传性心脏病，以反复发作晕厥、抽搐，甚至猝死为临床特征。ECG 以校正 QT 间期（QTc）延长（女性 QTc > 470 ms，男性 QTc > 460 ms），T 波异常为表现。QTc > 500 ms 者为高危象，QTc > 600 ms 者为极高危。先天性 QT 间期延长综合征可引起后除极化触发的室性期前收缩，引起折返性心室节律，表现为多形性室性心动过速，即尖端扭转型室性心动过速（TDP），并可恶化为心室颤动。

1. 术前准备

（1）术前积极纠正导致 QT 间期延长的因素，如保持血钾、血钙、血镁在正常范围高限，避免紧张等交感神经兴奋因素，术前适当镇静。

（2）采用β受体阻滞剂进行治疗，持续至手术当天并维持整个围手术期。

（3）术前贴好体外除颤电极。

五、传导阻滞

心率 < 50 次 / 分为心动过缓。

1. 术前评估

（1）完全性左束支阻滞通常是严重心脏病如高血压、冠心病、主动脉瓣疾病或心肌病的标志，术前需要明确并对相关疾病进行积极治疗。

（2）术前起搏器置入：

• 可疑病态窦房结综合征、二度房室传导阻滞伴血流动力学障碍、三度房室传导阻滞者，在排除心肌缺血及器质性心脏病后可考虑行异丙肾上腺素或阿托品试验，若反应欠佳，考虑置入临时或永久性心脏起搏器度过围手术期。

• 完全性左束支阻滞合并一度房室传导阻滞者，术前考虑临时起搏器置入。

• 术前无论原有或新发的完全性右束支或左束支（左前或左后分支）传导

阻滞，若心率在正常范围且无血流动力学变化，应积极纠正原发病，暂不处理传导阻滞，一旦出现双分支、三分支传导阻滞，需考虑安装临时起搏器。

- 高度房室传导阻滞尤其心率（HR）< 40 次 / 分或存在 ≥ 3 s 停搏者，需安置永久性心脏起搏器。

2. 麻醉方式选择

目前尚无证据表明全身麻醉或区域阻滞麻醉会增加预先存在双分支传导阻滞的患者发展为三度房室传导阻滞的风险，但需要注意术中及术后可能发展为高度房室传导阻滞者，需积极预防及处理。

第七节　先天性心脏病

先天性心脏病患者接受非心脏外科手术，围手术期风险与合并先天性心脏病的种类、非心脏外科手术的风险及是否急诊有关。术前常常需要相关专业科室进行会诊与评估。

一、心脏畸形种类

术前首先了解接受非心脏手术患者常见合并心脏畸形的种类，了解其病理生理变化以及各自的血流动力学特点，以指导麻醉计划。根据先天性心脏病围手术期管理特点，分为发绀型和非发绀型先天性心脏病。

1. 发绀型先天性心脏病

存在右向左分流或以右向左为主的双向分流，如法洛四联症、大动脉转位、全肺静脉异位引流、埃布斯坦（Ebstein）综合征等。

2. 非发绀型先天性心脏病

（1）无分流：主动脉缩窄，主动脉瓣狭窄。

（2）有分流：最常见，如室间隔缺损、动脉导管未闭、心内膜垫缺损等。

二、术前把控要点

术前需根据患者的症状、体征、心脏病类型、影像学检查及实验室检查等，判断患者的病情程度，必要时先行术前调整，选取最佳手术时机。如患者存在发绀、心力衰竭、肺动脉高压、严重心律失常，表明畸形导致的病理生理改变严重。

1. 发绀型先天性心脏病

对于发绀型先天性心脏病患者,注意有无缺氧发作、血细胞比容(HCT)、血红蛋白浓度等。若 HCT 极度升高,则患者的血液黏度高,易形成血栓,并且术前禁食会加重高血黏度症状,增加脑血栓形成风险,术前考虑积极补液,缓解血液黏稠,减少禁食水造成的体循环容量不足。此外,发绀患者的维生素 K 依赖性凝血因子、V 因子和血管性血友病因子(vWF)水平低,国际标准化比值升高及活化的部分凝血活酶时间延长,出血风险也相对增加,接受椎管内麻醉时要高度关注。

2. 心力衰竭

先天性心脏病右心衰竭较左心衰竭常见,见于矫治或未矫治的先天性心脏病。术前充分了解原发心脏畸形的病理损害,通过心脏超声检查、实验室检查(如血气分析、BNP 及 NT-proBNP)、患者的活动耐量等决定是否手术及手术时机。

3. 肺动脉高压

肺动脉高压特别是重度肺动脉高压(平均肺动脉压 > 50 mmHg)是成人先天性心脏病患者接受非心脏手术面临的最高风险因素之一,多由左向右分流导致肺血流增加及肺血管阻力升高所致,如艾森门格综合征,术前往往需要口服降低肺血管阻力的靶向药物治疗,围手术期风险高,容易发生猝死。成人先天性心脏病肺动脉高压还可由肺静脉高压引起,源于左室舒张末压增高、肺静脉心房压增高或肺静脉狭窄等。不同原因导致的肺动脉高压围手术期处理原则略有不同,术前需要明确。

4. 心律失常

接受过心脏畸形矫正如房室间隔缺损修补术,心房手术或有心房扩张的患者,20%~45% 会发生室上性心律失常,对药物治疗抵抗并容易导致血流动力学情况快速恶化。部分心功能受损的成人先天性心脏病患者可有室性心律失常,术前需要甄别是否置入永久性心脏起搏器或植入型心律转复除颤器。

5. 先天性心脏病手术治疗后的患者

接受过先天性心脏病手术治疗的患者,如为姑息性治疗(如布莱洛克-陶西格分流术、部分或全腔静脉-肺动脉连接术),要熟知心脏姑息性矫治术后的病理生理学改变,麻醉管理仍具有挑战。已经完全矫正治疗的先天性心脏病患者无需推迟手术。

第八节　心脏瓣膜病

一、心脏瓣膜病患者接受非心脏手术术前评估的原则

心脏瓣膜病患者非心脏手术的围手术期风险和预后取决于瓣膜疾病的严重程度，狭窄性瓣膜病变的进展速度比反流性病变快、围手术期风险更大，但是继发于感染性心内膜炎、腱索断裂和缺血性心脏病的瓣膜反流性疾病可造成患者迅速死亡。

心脏瓣膜病术前评估的共同要点包括：

（1）重点关注瓣膜受累的严重程度、心肌收缩力的受损程度、目前维持心输出量的代偿机制，是否存在其他瓣膜疾病、心律失常或其他器官系统疾病，以及目前的药物治疗。

（2）注重活动耐量的评估。失代偿性心力衰竭（恶化或新出现的心力衰竭或心功能Ⅳ级）状态，术前需要心脏专业医生参与评估与优化。

（3）关注术前心脏彩色多普勒超声检查，注意结合患者的活动耐量、瓣膜的病理生理改变及BNP，合理解读射血分数（EF）值。

（4）关注人工心脏瓣膜或房颤患者围手术期抗凝治疗的桥接问题。

（5）已具备瓣膜置换或修复适应证的患者接受非心脏手术，尤其接受创伤较大的手术前，需做好心外科可能干预的准备，包括体外循环的准备。

心脏瓣膜病是否会影响非心脏外科手术时机的关键，是血流动力学是否发生明显改变（图3.2）。无症状的中度以下瓣膜关闭不全或瓣膜狭窄，无需矫正治疗且无须推迟手术。如伴有严重的心脏瓣膜病，可以在血流动力学监测下进行紧急的非心脏外科手术。限期或择期的非心脏外科手术则需评估后，再决定与心脏手术的先后顺序以及非心脏外科手术的必要性。严重的瓣膜狭窄患者外科围手术期猝死风险较高，出现左心室扩大及收缩功能减退的瓣膜病患者围手术期易发生心力衰竭。因此，合并有治疗指征的心脏瓣膜病患者如计划接受限期或择期中/高危非心脏外科手术，若非心脏外科手术可安全推迟至心脏瓣膜病治疗以后，应选择在心脏瓣膜病介入/外科治疗后进行；若手术无法安全推迟至心脏瓣膜病治疗后，则应考虑在围手术期进行严密的血流动力学监测。植入人工心脏瓣膜的患者如瓣膜功能及心功能良好，非心脏外科手术的风险不会增加。

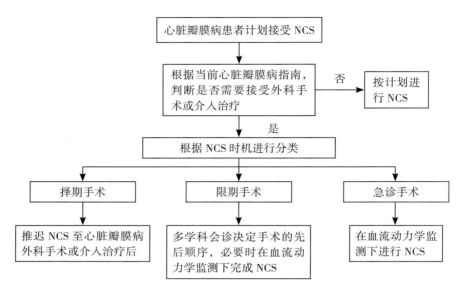

图 3.2　合并心脏瓣膜病患者的非心脏外科手术时机决策流程图

NCS：非心脏外科手术。图片引自：《非心脏外科手术围手术期心血管疾病管理中国专家共识》（2023）。

二、各类型瓣膜病术前评估重点

1. 二尖瓣狭窄

二尖瓣狭窄患者常有风湿性心脏病史，易伴随主动脉瓣疾病或二尖瓣反流。这类患者心输出量相对固定，代偿能力低。

（1）轻、中度二尖瓣狭窄，应控制好围手术期心率，延长舒张期充盈时间，避免肺水肿。

（2）以下情况建议优先处理心脏问题，择期手术取消或延期。

• 狭窄严重（瓣口面积＜ $1.0~cm^2$），接受高风险非心脏手术前，建议先行经皮腔内球囊二尖瓣成形术，可能使患者获益。

• 达到心外科手术指征的二尖瓣狭窄，包括：症状严重（如心功能Ⅲ或Ⅳ级）内科治疗预后不良，或瓣膜狭窄严重且合并肺动脉高压等。

• 二尖瓣狭窄合并房颤及左心耳血栓者。

（3）风湿性二尖瓣狭窄代偿期较长，当存在明显的临床症状时，往往病情较重。术前根据超声心动图、BNP 及 NT-proBNP 结果以及是否存在心房颤动、肺动脉高压、右心功能不全等进行综合判断，优化内科治疗措施。症状严重的患者需要术前改善心功能；心房颤动患者术前尽可能将心室率控制在 70~90 次 / 分，并根据血栓栓塞和出血的风险调整抗凝治疗，做好抗凝治疗的衔接。

2. 二尖瓣关闭不全

慢性二尖瓣关闭不全患者的围手术期耐受性一般较好，术前重点关注瓣膜关闭不全的发病原因及严重程度、是否合并心衰及心衰严重程度。

（1）分析病因，注意二尖瓣关闭不全是否由心肌缺血或梗死造成，是否为扩张型心肌病的瓣膜表现。

（2）二尖瓣关闭不全左室射血分数可能被高估，需注意结合患者的活动耐量客观判断心功能状态。当超声提示 EF 降低，表明左心室功能已有明显损害。

（3）轻、中度二尖瓣关闭不全且无症状者，排除冠心病等因素，在优化血流动力学的基础上可考虑直接手术。

（4）二尖瓣关闭不全可与二尖瓣狭窄、二尖瓣脱垂、结缔组织病或心肌病等共同慢性存在，逐渐进展直至晚期发生左心室功能不全后出现症状。术前需要改善心衰及肺水肿症状，严重的急性二尖瓣关闭不全患者需暂缓所有非急救手术，排除主动脉瓣病变后，可考虑在术前置入主动脉内球囊反搏（IABP），以减轻左心室后负荷并增加舒张期冠状动脉灌注。

（5）当超声提示左心室收缩末内径（LVESD）≥ 40 mm、LVEF $\leq 60\%$、反流量 ≥ 60 mL、反流分数 $\geq 50\%$、反流口面积 ≥ 0.4 cm^2 等时，均提示为二尖瓣重度反流。非急诊手术需要术前药物调整，或可能需要心外科干预。急诊手术、产科手术需在心外科、体外循环准备下进行。

3. 主动脉瓣狭窄

主动脉瓣狭窄主要的病理生理改变是主动脉瓣口狭窄导致的左心室射血受阻以及左心室内压力增加，可导致明显症状，甚至猝死。此类患者对药物治疗的反应较差，外科行瓣膜置换术是唯一有效的治疗手段。

（1）如果主动脉瓣狭窄患者已有症状，择期非心脏手术应延期或取消。若症状明显，首先考虑主动脉瓣置换或扩张。高龄及身体状况差者，可选择经导管主动脉瓣膜置入术，以防猝死。

（2）主动脉瓣口面积 < 1 cm^2 或平均跨瓣压差 > 50 mmHg 者为重度主动脉瓣狭窄，建议暂缓择期非心脏手术，急诊及限期手术需进一步多学科评估。

（3）平均跨瓣压差 < 50 mmHg 且体能状态较好时（体能 > 4 MET），一般能耐受低、中度危险操作，应避免行高危手术、腹压增加的手术（如腹腔镜）或可能导致血流动力学剧烈波动的手术，如嗜铬细胞瘤切除术。

（4）主动脉瓣狭窄患者往往伴有冠心病，术前需要检查冠状动脉病变，做好术前准备，尤其对于年龄＞ 50 岁的患者。

（5）关注左心室肥厚状况、有无心力衰竭及其严重性、是否存在主动脉瓣关闭不全或其他瓣膜病变。

4. 主动脉瓣关闭不全

反流性主动脉瓣膜损害所造成的危险要低于狭窄性瓣膜损害。术前重点关注瓣膜反流严重程度、左心室大小以及是否存在心力衰竭，同时注意有无主动脉根部扩张。术前适当降低后负荷，防止高血压及心动过缓。

（1）若超声提示左心室收缩末内径（LVESD）≥ 50 mm、左室舒张末内径（LVEDD）≥ 65 mm、LVEF ≤ 50%、反流量 ≥ 60 mL、反流分数 ≥ 50%、反流口面积 ≥ 0.3 cm^2 等，均提示主动脉瓣重度反流。尤其有相应临床表现者，多具有心外科手术指征，非急诊手术需要术前药物调整，或可能需要先行心外科干预。急诊手术及产科手术需在心外科、体外循环准备下进行。

（2）重度无临床表现的主动脉瓣关闭不全患者，若患者活动耐量尚可，在做好围手术期维护的基础上，多可耐受中、低危手术。但对于接受高危手术及循环波动较大的手术，需要权衡利弊。

（3）慢性主动脉瓣关闭不全患者往往脉压差大，但合并心功能不全或急性主动脉瓣关闭不全，脉压并不增加。必要时行磁共振检查，进一步明确患者的心功能状态，同时排除可能合并的主动脉根部及升主动脉病变。

（4）主动脉瓣关闭不全患者若合并高血压，术前需严格控制血压以减少反流。

（5）合并冠心病者必要时行冠状动脉 CTA 或造影检查；合并心房颤动者，多需要抗凝治疗，并做好围手术期抗凝药物衔接。

（6）若为急性主动脉瓣关闭不全，往往存在严重的心功能不全，禁忌任何非心脏手术。

5. 三尖瓣关闭不全

三尖瓣关闭不全通常是功能性的，继发于右心室扩大或肺动脉高压导致的三尖瓣环扩张往往提示病情严重。多数三尖瓣关闭不全患者都并存明显的主动脉瓣或二尖瓣疾病，因此，应主要评估其他瓣膜的病变和肺动脉高压程度。警惕三尖瓣关闭不全导致的右心衰竭、肝淤血，如肝功能减退、凝血功能异常、胸腔积液等。

6. 人工瓣膜置换术后

人工瓣膜置换术后 3 个月内尽量避免非心脏手术。

术前应了解原发病和人工瓣膜的类型，对瓣膜本身结构与功能进行评估。接受生物瓣置换术后 3 个月及接受机械瓣置换者均需接受华法林抗凝治疗，维持国际标准化比值（INR）为 2~3。这类患者在接受非心脏手术时，首先权衡麻醉方式，主要考虑人工瓣膜抗凝治疗的问题。目前基本共识是：使用抗凝药物治疗的患者能否接受硬膜外或蛛网膜下腔麻醉，以及何时移除导管，取决于患者的具体状况，同时围手术期兼顾出血及栓塞风险。

抗凝桥接治疗：当心脏瓣膜术后的患者在按规定进行抗凝治疗期间，因接受其他手术治疗需要临时暂停抗凝治疗时，需要根据患者的整体情况综合考虑其桥接治疗措施。

（1）机械瓣膜置换术后的患者在接受小创伤手术（如拔牙手术、皮肤手术及眼部白内障等手术）时，出血风险低且易控制，可不暂停华法林标准剂量治疗。

（2）对于主动脉瓣双叶机械瓣膜置换术后且不合并其他栓塞风险者，在接受创伤性手术时，可在术前 2~4 d 暂停华法林抗凝，且无需其他桥接抗凝措施。术前复查凝血指标，若凝血酶原时间延长，可在术前手术室内给予维生素 K1 进行华法林拮抗。同时建议在术后出血风险可接受时尽早恢复华法林抗凝，一般在术后 24 h。

（3）当心脏瓣膜术后长期接受华法林抗凝治疗患者，需要接受紧急非心脏手术或其他创伤性手术时，可注射凝血酶原复合物（建议使用含有凝血因子 Ⅱ、Ⅶ、Ⅸ、Ⅹ 的制剂）恢复凝血状况（一般在 5~15 min 后发挥作用，并维持 12~24 h）或新鲜冰冻血浆（1~4 h 后起效，维持时间 < 6 h）。

（4）生物瓣置换或瓣环成形术因房颤接受抗凝治疗者，综合 CHA_2DS_2-VASc 评分（表 3.13）及出血风险评估后，建议在接受创伤性手术前采取一定的抗凝桥接治疗。

（5）对于主动脉瓣机械瓣膜置换术后存在其他栓塞风险、陈旧款主动脉瓣机械瓣膜或二尖瓣机械瓣膜置换术后患者，在接受创伤性手术前 3~4 d 可暂停华法林，以普通肝素（术前 4~6 h 暂停）或低分子量肝素（使用时建议检测抗 Xa 水平评价疗效，术前 12 h 暂停）作为桥接治疗，并在手术前复查凝血指标，INR < 1.5 时可进行手术；术后出血风险可接受时尽早恢复华法林抗凝（表 3.14）。

表 3.14　心脏机械瓣膜置换术后患者栓塞风险分级表

风险分级	危险因素	中断 VKA 后是否桥接
高危	二尖瓣置换 笼球瓣或斜碟形主动脉瓣置换术 6 个月内脑卒中或 TIA 发作	推荐
中危	双叶状主动脉瓣置换和下列因素中的 1 个或多个 心房颤动 既往脑卒中或 TIA 发作 高血压病 糖尿病 充血性心力衰竭 年龄 > 75 岁	推荐
低危	双叶状主动脉瓣置换，且无心房颤动和其他卒中危险因素	无需桥接

VKA：维生素 K 拮抗剂；TIA：短暂性脑缺血发作。

第九节　心力衰竭

一、定　义

心力衰竭（简称心衰）是多种原因导致心脏结构和（或）功能发生异常改变，使心室收缩和（或）舒张功能发生障碍，从而引起的一组复杂临床综合征，主要表现为呼吸困难、疲乏和液体潴留（肺淤血、体循环淤血及外周水肿）等。

二、进展和分期

基于左室射血分数（LVEF）可将心衰分为 4 种类型（表 3.15，表 3.16；图 3.3）。

表 3.15　基于左室射血分数的心衰分类

类别	分类依据
射血分数保留的心衰（HFpEF）	LVEF ≥ 50%
射血分数轻度降低的心衰（HFmrEF）	LVEF 为 41%~49%
射血分数降低的心衰（HFrEF）	LVEF ≤ 40%
射血分数改善的心衰（HFimpEF）	基线 LVEF ≤ 40%，第二次测量时 LVEF 比基线增加 ≥ 10%，且 > 40%

LVEF：左室射血分数。

表 3.16　诊断/排除心力衰竭的界值

心衰类型	NT-proBNP（pg/mL）			BNP（pg/mL）
	年龄 < 50 岁	年龄 50~75 岁	年龄 > 75 岁	
急性心衰				
排除标准	< 300	< 300	< 300	< 100
灰色区域 [a]	300~450	300~900	300~1800	
诊断标准				
eGFR ≥ 60	> 450	> 900	> 1800	≥ 100
eGFR < 60	> 1200	> 1200	> 1800	≥ 100
慢性心衰				
排除标准		< 125		< 35
诊断标准				
HFrEF/HFmrEF/HFpEF（SR）		≥ 125		≥ 35
HFpEF（AF）		> 365		> 105

NT-proBNP：N 末端 B 型利钠肽原；BNP：B 型利钠肽；eGFR：估算肾小球滤过率（单位：mL/min）；HFrEF：射血分数降低的心衰；HFmrEF：射血分数轻度降低的心衰；HFpEF：射血分数保留的心衰；SR：窦性心律；AF：心房颤动。1 pg/mL=1 ng/L。
a：急性呼吸困难约有 20% 的患者出现灰色区域利钠肽值，其中 50% 患者将有急性心衰，其他病因包括非心源性病因、肺动脉高压、肺栓塞后继发右心功能不全、肺炎及肺源性心脏病等；合并心衰病史、颈静脉怒张及存在利尿剂使用史等临床特征时，高度疑诊心衰。

肥胖患者（BMI ≥ 30 kg/m²）的 BNP/NT-proBNP 界值应降低 50%。

三、心衰患者术前调整方案

心脏外科手术推迟至治疗药物稳定起效后。不建议术前不经充分时间滴定而快速给予大剂量 β 受体阻滞剂和（或）ACEI。心衰患者在择期手术前要注意容量管理，避免诱发心衰或影响器官灌注。主要心血管不良事件高风险患者术中应考虑目标导向液体治疗（GDFT）。术前应完善心电图、超声心动图及必要的影像学检查，监测 BNP、NT-proBNP 或肌钙蛋白等心脏标志物。

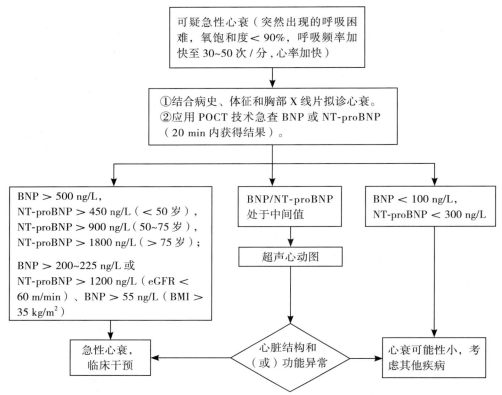

图 3.3 心力衰竭急性发作的快速鉴别诊断和诊断

POCT：现场快速检测；BNP：B 型利钠肽；NT-proBNP：N 末端 B 型利钠肽原；BMI：体重指数；eGFR：估算肾小球滤过率。图片引自：《规范应用心肌肌钙蛋白和利钠肽现场快速检测专家共识》（2020 年）。

第十节 肺血管疾病

一、肺动脉高压

1. 定 义

肺动脉高压的血流动力学定义是指海平面、静息状态下，经右心导管检查测定的平均肺动脉压（MPAP）≥ 25 mmHg。

2. 严重程度分级

按 MPAP 升高程度将肺动脉高压分为轻度（25~35 mmHg）、中度（35~45 mmHg）、重度（> 45 mmHg）。中重度的肺动脉高压可影响右心功能，严重者可导致右心衰竭，甚至死亡。

肺高血压的 WHO 功能分级：WHO 功能分级是用来评价心肺功能状态的主观评价指标，与美国纽约心脏病学会（NYHA）心功能分级类似（表 3.17）。

表 3.17 肺高血压（PH）的世界卫生组织（WHO）功能分级

功能分级	特点
Ⅰ级	患者有肺动脉高压但体力活动不受限，日常体力活动不会导致气短、乏力、胸痛或晕厥
Ⅱ级	患者有肺动脉高压，体力活动轻度受限，休息时无不适，但日常活动会出现气短、乏力、胸痛或近乎晕厥
Ⅲ级	患者有肺动脉高压，体力活动明显受限，休息时无不适，但低于日常活动量会出现气短、乏力、胸痛或近乎晕厥
Ⅳ级	患者有肺动脉高压，不能进行任何体力活动，有右心衰竭的征象，休息时可有气短和（或）乏力，任何体力活动都可加重症状

二、肺栓塞

1. 定 义

肺血栓栓塞症（PTE）为肺栓塞最常见的类型。引起肺血栓栓塞症的血栓主要来源于下肢的深静脉血栓形成（DVT）。肺血栓栓塞症和下肢的深静脉血栓形成合称为静脉血栓栓塞症（VTE）。VTE 的常见危险因素见表 3.18。

表 3.18 肺高血压（PH）的世界卫生组织（WHO）功能分级

遗传性危险因素	获得性危险因素		
	血液高凝状态	血管内皮损伤	静脉血流瘀滞
抗凝血酶缺乏	高龄	手术（多见于全髋关节或膝关节置换）	瘫痪
蛋白 S 缺乏	恶性肿瘤	创伤或骨折（多见于髋部骨折和脊髓损伤）	长途航空或乘车旅行
蛋白 C 缺乏	抗磷脂抗体综合征	中心静脉置管或起搏器	急性内科疾病住院
V 因子莱登突变（活性蛋白 C 抵抗）	口服避孕药	吸烟	居家养老护理
凝血酶原 20210A 基因变异（罕见）	妊娠或产褥期	高同型半胱氨酸血症	

续表

遗传性危险因素	获得性危险因素		
	血液高凝状态	血管内皮损伤	静脉血流瘀滞
XII因子缺乏	静脉血栓个人史或家族史	肿瘤静脉内化疗	-
纤溶酶原缺乏	肥胖		
纤溶酶原不良血症	炎症性肠病		
血栓调节蛋白异常	肝素诱导血小板减少症		
纤溶酶原激活物抑制因子过量	肾病综合征		
非"O"血型	真性红细胞增多症		
	巨球蛋白血症		
	植入人工假体		

2. 影像学检查

（1）CT肺动脉造影：CT肺动脉造影可以直观地显示肺动脉内血栓形态、部位及血管堵塞程度，对PTE诊断的灵感度和特异度均较高，且无创、便捷，目前已成为确诊PTE的首选检查方法。其直接征象为肺动脉内充盈缺损，部分或完全包围在不透光的血流之间（轨道征），或呈完全充盈缺损，远端血管不显影；间接征象包括肺野楔形、条带状密度增高影或盘状肺不张，中心肺动脉扩张及远端血管分支减少或消失等。CT肺动脉造影可同时显示肺及肺外的其他胸部病变，具有重要的诊断和鉴别诊断价值。

（2）肺动脉造影：选择性肺动脉造影为PTE诊断的"金标准"，其灵敏度约为98%，特异度为95%~98%。PTE的直接征象有肺血管内造影剂充盈缺损，伴或不伴轨道征的血流阻断；间接征象有肺动脉造影剂流动缓慢，局部低灌注，静脉回流延迟等。如缺乏PTE的直接征象，则不能诊断PTE。肺动脉造影是一种有创性检查，发生致死性或严重并发症的可能性分别为0.1%和1.5%，应严格掌握适应证。

3. PTE危险分层综合评估

PTE危险分层主要基于患者血流动力学状态、心肌损伤标志物及右心室功能等指标进行综合评估，以便于医生对PTE患者病情严重程度进行准确评价，从而采取更加个体化的治疗方案。血流动力学不稳定的PTE为高危；血流动力学稳定的 PTE，可根据是否合并右心功能不全和心脏生物学标志物异常将 PTE 患者分为中危和低危（表 3.19）。

表 3.19 肺血栓栓塞症危险分层

危险分层	休克或低血压	影像学（右心功能不全）[a]	实验室指标（心脏生物学标志物升高）[b]
高危	+	+	+/-
中高危	-	+	+
中低危	-	+/-[c]	-/+[c]
低危	-	-	-

a：右心功能不全（RVD）的诊断标准：影像学证据包括超声心动图或 CT 提示右心功能不全。超声检查符合下述表现：①右心室扩张（右心室舒张末期内径/左心室舒张末期内径＞1.0 或 0.9）；②右心室游离壁运动幅度降低；③三尖瓣反流速度增快；④三尖瓣环收缩期位移减小（＜17 mm）。CT 肺动脉造影检查符合以下条件也可诊断右心功能不全：四腔心层面发现右心室扩张（右心室舒张末期内径/左心室舒张末期内径＞1.0 或 0.9）。b：心脏生物学标志物包括心肌损伤标志物（肌钙蛋白 T 或 I）和心衰标志物（BNP、NT-proBNP）。c：影像学和实验室指标两者之一阳性。

（1）高危 PTE：以休克和低血压为主要表现，即体循环收缩压＜90 mmHg（1 mmHg = 0.133 kPa），或较基础值下降幅度≥40 mmHg，持续 15 min 以上。须排除新发生的心律失常、低血容量或感染中毒症所致的血压下降。

（2）中危 PTE：血流动力学稳定，但存在右心功能不全的影像学证据和（或）心脏生物学标志物升高为中危组。根据病情严重程度，可将中危 PTE 再分层。中高危：右心功能不全和心脏生物学标志物升高同时存在；中低危：单纯存在右心功能不全或心脏生物学标志物升高。

（3）低危 PTE：血流动力学稳定，不存在右心功能不全和心脏生物学标志物升高的 PTE。

第十一节 非心脏外科手术围手术期心血管用药

1. β 受体阻滞剂

现有证据证实，术前使用 β 受体阻滞剂可能减少围手术期非致死性心肌梗死及心房颤动的发生，但是并不能降低死亡风险，术前短时间开始大剂量使用β受体阻滞剂甚至会增加患者全因死亡率和术后脑卒中风险。因此，不推荐术前常规使用β受体阻滞剂以改善非心脏外科手术的结局。

2. 他汀类药物

围手术期他汀类药物的使用，可降低非心脏外科手术全因死亡率、心血管死亡率、心血管事件发生风险。正在接受他汀类药物治疗的患者，应在围手术期继续服用。有他汀类药物适应证但尚未使用的患者，可尽早开始服用。他汀类药物累积剂量是其发挥预防作用的关键，预防性应用最好在术前2周以上开始，术前1 d内使用负荷剂量可能是无效的。

3. 血管紧张素转换酶抑制剂（ACEI）/血管紧张素Ⅱ受体拮抗剂（ARB）/血管紧张素受体脑啡肽酶抑制剂（ARNI）

心力衰竭及高血压患者可能需要长期服用ACEI/ARB/ARNI类药物。对于已经在服用ACEI/ARB/ARNI的非心脏外科手术患者是否需要在术前停用药物，目前的临床研究结论不一致。根据现有证据，如患者长期服用ACEI/ARB/ARNI类药物，建议在非心脏外科手术前24 h内暂停服用，在患者血流动力学稳定的情况下，术后第2天可以恢复相应药物治疗。病情稳定的心力衰竭和左室射血分数降低至40%以下且未开始使用ACEI/ARB/ARNI类药物的患者，可考虑在术前1周开始使用，以充分观察患者的血压是否可以耐受。

4. 其他心血管药物

如患者长期口服钙通道阻滞剂（CCB），围手术期可继续使用。不建议单纯为预防围手术期心血管事件而常规加用钙通道阻滞剂。

对于长期使用利尿剂的高血压或心力衰竭患者，围手术期可继续使用，至手术前1 d停用，应注意观察利尿剂使用后的电解质、血压和心电活动状态。

目前研究表明，α_2受体阻滞剂在整体非心脏外科手术人群中不仅不能降低死亡率及非致死心肌梗死发生率，还增加了低血压与非致死性心搏骤停的风险。因此，接受非心脏外科手术的患者围手术期应避免使用α_2受体阻滞剂。非心脏外科手术围手术期心血管药物应用方案详见表3.20。

表 3.20　非心脏外科手术围手术期心血管药物使用推荐意见

推荐意见
·术前长期接受 β 受体阻滞剂、ACEI/ARB/ARNI、他汀类药物、CCB 或利尿剂治疗的患者，建议围手术期继续服用；
·不推荐 NCS 患者在术前未经过获益 – 风险评估即常规使用 β 受体阻滞剂；
·既往诊断冠心病、有心肌缺血证据或 RCRI ≥ 3 的患者，如尚未使用 β 受体阻滞剂，可考虑在术前开始使用；
·如计划在术前开始使用 β 受体阻滞剂、ACEI/ARB/ARNI 及他汀类药物，用药时间应足够长，以评估用药安全性和耐受性，理想状况下在手术前 1 周以上开始使用；
·围手术期 β 受体阻滞剂、ACEI/ARB/ARNI 及他汀类药物不应未经滴定而从大剂量开始使用，也不应在手术当天开始使用；
·ACEI/ARB/ARNI 及利尿剂应在择期 NCS 前 24 h 停止使用，以降低发生低血压的风险；
·围手术期应避免使用 α_2 受体阻滞剂，以降低低血压的发生风险

ACEI：血管紧张素转换酶抑制剂；ARB：血管紧张素Ⅱ受体拮抗剂；ARNI：血管紧张素受体脑啡肽酶抑制剂；CCB：钙通道阻滞剂；NCS：非心脏外科手术；RCRI：修订心脏风险指数。

第十二节　心脏植入型电子器械

（1）到目前为止，所有的麻醉药物都可以安全用于心脏植入型电子器械患者（图 3.4）。

（2）高频率的电磁波（如 X 射线、γ 射线、红外线、紫外线）不会干扰心脏植入型电子器械功能。

（3）围手术期最常见的问题是电磁干扰影响心脏植入型电子器械功能。电磁干扰可能导致起搏失败、不适当起搏、不适当的抗心动过速治疗、无意的再程序化。

（4）手术部位（如乳房、肩膀、头部和颈部）接近心脏植入型电子器械时，应尽可能使用双极电凝。

（5）脐上部位手术使用如单极电刀时，有可能导致心脏植入型电子器械损坏。所以电刀必须有效正确接地，电流回路不要穿过或靠近心脏植入型电子器械。接地电极板尽可能放置在远离心脏植入型电子器械的部位，避免电流通过心脏植入型电子器械。单极电刀尽量使用低能量、持续时间短（＜5 s）、

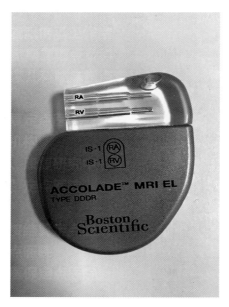

图 3.4　无导线心脏起搏器

间歇长（＞5 s）和不规则的电凝。

（6）当使用氩气刀时，心脏植入型电子器械依赖患者需要重新设定程序。氩气刀是通过喷射电离氩气包绕成电灼弧产生高频电凝，其电磁干扰影响与传统的电灼相同。

拓展阅读

[1] 中华医学会麻醉学分会. 中国麻醉学指南与专家共识（2020 版）[M]. 北京：人民卫生出版社, 2022.

[2] 中国心胸血管麻醉学会非心脏手术麻醉分会. 心脏病患者非心脏手术围麻醉期中国专家临床管理共识(2020)[J]. 麻醉安全与质控, 2021, 5(2): 63-77.

[3] Rossini R,Tarantini G,Musumeci G,et al.A multidisciplinary approach on the perioperative antithrombotic management of patients with coronary stents undergoing surgery: surgery after stenting[J]. JACC Cardiovasc Interv, 2018, 11(5): 417-434.

[4]《药物涂层球囊临床应用中国专家共识》专家组. 药物涂层球囊临床应用中国专家共识 [J]. 中国介入心脏病学杂志, 2016, 24(2): 61-67.

[5] Kulik A,Ruel M,Jneid H,et al.Secondary prevention after coronary artery bypass graft surgery: a scientific statement from the American Heart Association[J]. Circulation, 2015, 131(10): 927-964.

[6] Savonitto S,Caracciolo M,Cattaneo M,et al.Management of patients with recently implanted coronary stents on dual antiplatelet therapy who need to undergo major surgery[J]. J Thromb Haemost, 2011, 9(11): 2133-2142.

[7] Lurati Buse G,Puelacher C,Gualandro DM,et al.Association between self-reported functional

capacity and major adverse cardiac events in patients at elevated risk undergoing noncardiac surgery: a prospective diagnostic cohort study[J]. Br J Anaesth, 2021, 126(1): 102–110.

[8] 中华医学会呼吸病学分会肺栓塞与肺血管病学组，中国医师协会呼吸医师分会肺栓塞与肺血管病工作委员会，全国肺栓塞与肺血管病防治协作组，等. 中国肺动脉高压诊断与治疗指南（2021版）[J]. 中华医学杂志，2021, 101(1): 11–51.

[9] 姚允泰，耿志宇，王天龙.《2022年欧洲心脏病学会非心脏手术患者心血管风险评估和管理指南》要点解读[J]. 北京医学，2022, 44(11): 1015–1026.

[10] 刘慧慧，张健. 2022 ESC非心脏手术患者心血管评估和管理指南解读[J]. 中华心血管病杂志，2022, 50(12): 1233–1236.

[11] 中国老年医学学会. 老年患者非心脏手术围术期心肌损伤防治专家共识(2022版)[J]. 中华麻醉学杂志，2022, 42(10): 1156–1168.

[12] 中华医学会心血管病学分会，中华心血管病杂志编辑委员会. 非心脏外科手术围手术期心血管疾病管理中国专家共识[J]. 中华心血管病杂志，2023, 51(10): 1043–1055.

[13] 钱菊，成浩，杨建平. 心脏植入型电子器械患者的围手术期管理[J]. 国际麻醉学与复苏杂志，2016, 37(9): 831–834, 838.

[14] 中华医学会超声医学分会超声心动图学组，中国超声医学工程学会超声心动图专业委员会. 肥厚型心肌病超声心动图检查规范专家共识[J]. 中华医学超声杂志（电子版），2020, 17(5): 394–408.

[15] Halvorsen S, Mehilli J, Cassese S, et al. 2022 ESC Guidelines on cardiovascular assessment and management of patients undergoing non-cardiac surgery[J]. Eur Heart J, 2022, 43(39): 3826–3924.

[16] Smilowitz NR, Berger JS. Perioperative cardiovascular risk assessment and management for noncardiac surgery: a review[J]. JAMA, 2020, 324(3): 279–290.

[17] 中华医学会心血管病学分会心力衰竭学组，中国医师协会心力衰竭专业委员会，中华心血管病杂志编辑委员会. 中国心力衰竭诊断和治疗指南2018[J]. 中华心血管病杂志，2018, 46(10): 760–789.

[18] 中华医学会呼吸病学分会肺栓塞与肺血管病学组，中国医师协会呼吸医师分会肺栓塞与肺血管病工作委员会，全国肺栓塞与肺血管病防治协作组. 肺血栓栓塞症诊治与预防指南[J]. 中华医学杂志，2018, 98(14): 1060–1087.

[19] 中国医师协会心力衰竭专业委员会，国家心血管病专家委员会心力衰竭专业委员会，中华心力衰竭和心肌病杂志编辑委员会. 心力衰竭生物标志物临床应用中国专家共识[J]. 中华心力衰竭和心肌病杂志，2022, 6(3): 175–192.

[20] 中国心胸血管麻醉学会非心脏麻醉分会，中国医师协会心血管内科医师分会，中国心血管健康联盟. 抗血栓药物围手术期管理多学科专家共识[J]. 中华医学杂志，2020, 100(39): 3058–3074.

[21] Wijeysundera DN, Pearse RM, Shulman MA, et al. Assessment of functional capacity before major non-cardiac surgery: an international, prospective cohort study [J]. Lancet, 2018, 391 (10140): 2631–2640.

[22] Shen EN, Ishihara CH, Uehara DR. Leadless Pacemaker: Report of the First Experience in Hawai'i[J]. Hawaii J Med Public Health, 2018, 77(4): 79–82.

[23] Ellis SG, Riaz H. Bioresorbable stents: The future of interventional cardiology[J]. Cleve Clin J Med, 2016, 83(11 Suppl 2): S18–S23.

[24] 中国医师协会心脏重症专业委员会. 心脏外科围手术期肺高血压诊疗专家共识[J]. 中华危重症急救医学，2020，32（8）：905–914.

第四章

神经系统功能术前评估

第一节 缺血性脑血管病

围手术期脑卒中以缺血性脑卒中最常见,是由血管病变导致的中枢神经系统急性损伤,进而引起局部或全脑功能障碍。缺血性脑卒中是影响围手术期发病率和病死率的重要因素。脑卒中可损害大脑灌注的自动调节机制。

一、合并缺血性脑血管病患者的术前评估

1. 脑卒中的危险因素

术前危险因素包括以下内容。①无法干预的患者自身因素:高龄(＞70岁)、性别(女性);②可干预因素(即术前合并症):高血压、糖尿病、肾功能不全[血清肌酐(Cr)＞177 μmol/L(2 mg/dL)]、吸烟、慢性阻塞性肺疾病(COPD)、外周血管疾病、心脏病(冠心病、心律失常、心力衰竭)、左心室收缩功能障碍(射血分数＜40%)、脑卒中或短暂性脑缺血发作(TIA)病史、颈动脉狭窄(特别是有症状的)、升主动脉粥样硬化(行心脏手术的患者)、术前抗血栓药物突然中断,以及高胆固醇血症和高脂血症等。

2. 术前评估量表

(1)缺血性脑卒中一级预防风险评估量表:房颤患者脑卒中风险评估目前推荐采用 CHA_2DS_2-VASC 评分系统(表4.1)。男性评分≥2分、女性评分

表 4.1 CHA_2DS_2-VASc 评分系统

危险因素	评分(分)
慢性心力衰竭/左心室收缩功能障碍(C)	1
高血压(H)	1
年龄≥75岁(A)	2
糖尿病(D)	1
脑卒中/短暂性脑缺血发作/血栓栓塞史(S)	2

续表

危险因素	评分（分）
血管疾病（V）	1
年龄65~74岁（A）	1
女性（Sc）	1
最高累计分	9

≥3分推荐抗凝治疗。评分为1分（除女性性别得分）者，根据获益与风险衡量，可考虑采用口服抗凝药。若评分为0分，不用抗凝及抗血小板药。女性性别在无其他脑卒中危险因素存在时不增加脑卒中风险。

（2）缺血性脑卒中及TIA二级预防风险评估量表：TIA发作后患者发生缺血性脑卒中的风险显著增高。4%~20%的TIA患者会在90 d内发生脑卒中，其中大约有一半的脑卒中发生在TIA后2 d内。早期识别高危患者有助于尽早开展脑卒中二级预防。当患者出现局灶性或全面性神经功能缺损时，麻醉医生或外科医生应及时向神经内科医生寻求帮助，并迅速行头颅影像学检查。CT平扫可快速区分缺血性脑卒中、颅内出血和非血管原因造成的神经系统症状。

推荐临床应用Essen量表评估缺血性脑卒中患者长期复发风险（表4.2）。在Essen评估量表中，0~2分为脑卒中复发低风险患者，3~6分为脑卒中复发高风险患者。

表4.2 Essen评估量表（卒中复发风险评估量表）

危险因素	分值（分）
年龄65~75岁	1
年龄>75岁	2
高血压	1
糖尿病	1
既往心肌梗死	1
其他心血管疾病（除外心肌梗死和心房颤动）	1
周围动脉疾病	1
吸烟	1
既往短暂性脑缺血发作或缺血性脑卒中	1
总分	9

二、合并缺血性脑血管病患者的术前优化治疗

1. 高血压治疗

高血压是脑卒中和 TIA 最重要的危险因素。对于合并高血压的缺血性脑卒中和 TIA 患者，建议行抗高血压治疗。降压时需考虑高龄、基础血压、平时用药情况和患者耐受性，一般目标应达到 ≤ 140/90 mmHg，理想情况应达到 ≤ 130/80 mmHg。此外，不同病因的缺血性脑卒中或 TIA 患者，降压的目标值也有所不同：①因小血管病造成的皮质下小卒中，推荐控制收缩压 < 130 mmHg；②因颅内外动脉狭窄造成低灌注而导致的急性缺血性脑卒中或 TIA，早期降压可能加重脑灌注不足并引发脑卒中加重或复发，此时应权衡降压速度与幅度对脑灌注的影响。

2. 血糖控制

缺血性脑卒中患者中 60%~70% 合并糖代谢异常或糖尿病。建议治疗目标为控制糖化血红蛋白（HbA1c）< 7%；对于病程短、预期寿命长且无明显心血管疾病的患者，在避免低血糖或其他不良反应的情况下，可将 HbA1c 控制为 6.0%~6.5%。

3. 脂代谢异常治疗

脂代谢异常是脑卒中的独立危险因素。对于重度原发性高胆固醇血症 [血浆低密度脂蛋白胆固醇（LDL-C）≥ 190 mg/dL 或 4.9 mmol/L] 患者，需进行高强度他汀类药物治疗。建议脂代谢异常患者术前 LDL-C 控制在 < 2.5 mmol/L（100 mg/dL），以 LDL-C < 1.8 mmol/L（70 mg/dL）最佳。如果脑卒中患者既往长期服用他汀类药物，术前应继续服用。

4. 心房颤动的治疗

房颤增加脑卒中和死亡的风险，持续性房颤患者，术前停用抗凝药物（华法林）治疗后以肝素或低分子量肝素桥接过渡，围手术期应继续使用抗心律失常药或控制心率药物，建议术前将静息心室率控制在 < 100 次 / 分，围手术期注意纠正电解质和体液平衡紊乱，术后尽快恢复抗凝治疗。

5. 卵圆孔未闭的治疗

卵圆孔未闭可显著增加脑卒中的风险。在卵圆孔未闭患者中，以下情况更易继发脑卒中：原发隔和继发隔最大间隔 ≥ 2 mm、原发隔和继发隔重叠长度 ≥ 8 mm 和（或）超声心动图造影试验显示 > 30 个微泡。年龄 < 60 岁合并

不明原因脑卒中的卵圆孔未闭成年患者，进行卵圆孔未闭封堵术可显著降低再发及新发脑卒中风险。建议既往有脑卒中史且满足以下全部标准的患者，术前行卵圆孔未闭封堵术以预防术后脑卒中：年龄＜60岁；术前脑卒中史、排除其他病因的卵圆孔未闭脑卒中高风险人群。

6. 抗血小板治疗

抗血小板治疗是缺血性脑卒中和短暂性脑缺血发作二级预防的重要措施。围手术期抗血小板药的使用仍然存在争议，停用抗血小板药会增加再发脑梗死风险，但继续使用可能增加手术出血风险。围手术期阿司匹林的使用与否应权衡不同手术类型的出血风险与患者发生血栓的风险，根据患者个体风险获益综合评估。

7. 口服抗凝药治疗

脑卒中患者术前是否继续抗凝治疗，需要在停药导致血栓形成和继续用药导致出血的风险之间进行权衡。对于使用华法林治疗的患者，出血风险较小的手术可继续使用；若手术出血风险及创伤大，建议术前停用5~7 d，并换用低分子量肝素进行桥接治疗，可使血栓栓塞的相对风险降低66%~80%。对于口服新型抗凝药物（如达比加群酯、利伐沙班）的患者，因其半衰期较短，根据术前肾功能和手术出血风险大小可在术前24~96 h停药，具体停药时间见表4.3，对于肾功能正常的患者可以不必进行术前桥接治疗。

表4.3 新型口服抗凝药术前停药时间

肌酐清除率（mL/min）	出血风险	停药时间（h）	
		利伐沙班	达比加群酯
≥80	低	≥24	≥24
	高	≥48	≥48
50~79	低	≥24	≥36
	高	≥48	≥72
30~49	低	≥24	≥48
	高	≥48	≥96
15~29	低	≥36	无证据
	高	≥48	无证据
＜15	不能使用此类药物		

8. β 受体阻滞剂的使用

围手术期使用 β 受体阻滞剂可减少心脏不良事件。POISE 研究中，老年患者在手术前 2~4 h 开始服用美托洛尔，首次剂量 100 mg，术后 6 h 口服 100 mg，12 h 后再口服 200 mg，以后每天口服 200 mg，直至术后 30 d。该研究发现围手术期使用美托洛尔可降低心血管相关死亡等复合终点的发生率，但增加了术后脑卒中发生率。此外，美托洛尔组患者出现明显的低血压，可能是增加脑卒中风险的原因。高选择性 $β_1$ 受体阻滞剂（比索洛尔）引起的围手术期脑卒中风险远低于阿替洛尔和美托洛尔。

β 受体阻滞剂可以降低主要心脏不良事件的风险，其使用需要根据个例进行风险效益分析。合并高血压、糖尿病、既往心脏冠状动脉手术史和多种心血管危险因素的患者，长期应用 β 受体阻滞剂与围手术期脑卒中之间没有关联，而术前突然停药与围手术期 30 d 内死亡率增加相关。

不推荐老年手术患者围手术期常规使用 β 受体阻滞剂；具有 β 受体阻滞剂应用适应证的患者，建议使用高选择性 $β_1$ 受体阻滞剂；长期服用 β 受体阻滞剂的心脏高危者应继续使用。

9. 左心耳封堵术的应用

左心耳是心房颤动血栓栓塞的主要来源，90%~100% 的非风湿性心脏病心房颤动患者血栓可能来源于左心耳，封闭左心耳理论上是预防房颤患者栓塞并发症的有效途径之一。左心耳封堵术在心房颤动脑卒中预防的应用适用于 CHA_2DS_2-VASc 评分 ≥ 2 分的非瓣膜性心房颤动患者，同时具有下列情况之一：①不适合长期规范抗凝治疗；②长期规范抗凝治疗的基础上仍发生脑卒中或栓塞事件。

三、伴发缺血性脑血管病患者的再血管化治疗方案（图 4.1）

1. 严重的颅外颈动脉狭窄

对于拟行非心脏大手术的患者，若术前 6 个月内发生过缺血性脑卒中或 TIA，且颅外颈动脉狭窄 ≥ 50%（症状性狭窄），推荐在非心脏手术前进行颈动脉再血管化治疗，以降低围手术期脑卒中的风险。

对于明确存在血管狭窄的脑卒中患者，血管内支架置入术是治疗的主要方式之一。脑动脉狭窄支架置入术后，通常建议连续使用双联抗血小板药，治疗时间为 1~12 个月不等，此后长期进行单一抗血小板药治疗；其中颈动脉支架置入术后建议至少进行 1 个月的双联抗血小板治疗。目前尚缺乏脑血管支架置入后围手术期处理的循证证据，可参照冠心病冠状动脉支架的血栓栓塞风险分级推荐意见酌情处理，择期手术尽量推迟至支架置入 1 个月后进行。而对于已行颈动脉内膜切除术的患者，建议在围手术期及术后长期进行抗血小板药治疗；拟行非心脏手术前，建议由神经内科、神经外科、血管外科、麻醉科、外科进行多学科会诊，明确手术时机。

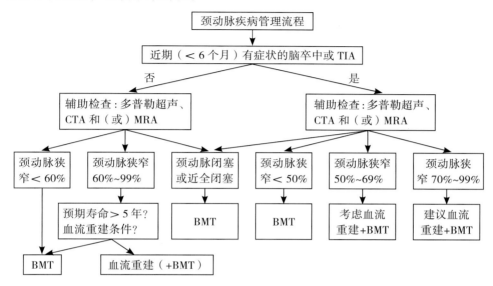

图 4.1　颈动脉疾病管理流程图

TIA：短暂性脑缺血发作；CTA：CT 血管成像；MRA：磁共振血管成像；BMT：最佳药物治疗。图片引自：《中国老年患者围术期脑健康多学科专家共识（一）》（2019）。

2. 严重的颅内颈动脉狭窄

对于伴有严重颅内动脉狭窄（狭窄率 70%~99%）的缺血性脑卒中或 TIA 患者，推荐联合应用阿司匹林和氯吡格雷 90 d，90 d 后可单用其中一种药物作为长期预防性用药。若拟行高出血风险手术，术前停用抗血小板药。如拟行低出血风险手术，术前使用阿司匹林作为缺血性脑卒中二级预防的患者，建议围手术期不停用阿司匹林；术前单独使用 P2Y12 受体拮抗剂（氯吡格雷、普拉格雷、替格瑞洛、坎格瑞洛）进行预防的患者，建议围手术期继续应用，或至少应用至术前 7 d，用 75~100 mg 阿司匹林替代 P2Y12 受体拮抗剂。

四、脑卒中患者手术时机的选择

3 个月以内的脑卒中患者，非心脏手术后心血管事件发生率增高，30 d 死亡率增加。对于近期脑卒中或 TIA 患者，建议择期手术推迟至 3 个月以后更安全。若手术无法推迟,则至少在缺血性脑卒中或 TIA 事件 1 个月后进行。若为急诊手术,围手术期管理的重点在于维持脑部氧供需平衡,应将围手术期血压维持在基线水平至基线水平的 120% 以内,建议在连续动脉压监测下实施目标导向液体管理联合预防性缩血管药物,以确保脑灌注。如果条件具备时建议监测麻醉镇静深度和无创脑氧饱和度,实施个体化脑功能保护策略。

第二节　自发性脑出血

自发性脑出血指非创伤性脑内血管破裂,导致血液在脑实质内聚集,其在脑卒中各亚型中的发病率仅次于缺血性脑卒中,位居第二。

在接受外科治疗前脑出血患者的诊断与评估包括:病史与体征、影像学检查、实验室检查、疾病诊断及病因分型等。

一、病史与体征

1. 病史采集

重点询问患者或目击者脑卒中发生的时间、症状、当时患者的活动情况、年龄,以及下述情况:是否有外伤史、高血压病史、脑卒中病史、糖尿病史、冠心病史及吸烟/饮酒史、用药史(是否服用阿司匹林、氯吡格雷、华法林等抗血栓药),以及有无药物滥用(如可卡因等),是否存在凝血功能障碍或其他诱发出血的内科疾病(如肝脏疾病等)。

2. 一般体格检查、神经系统体格检查与病情评估

首先对患者的生命体征进行评估,在完成气道、呼吸和循环功能评估后,进行一般体格检查和神经系统体检,可借助脑卒中量表评估病情严重程度、判断预后及指导治疗。常用的量表有:格拉斯哥昏迷量表(GCS),美国国立卫生研究院卒中量表(NIHSS),脑出血评分量表。

二、影像学检查

影像学检查是脑出血诊断的重要手段,尤其是 CT 检查是诊断早期脑出血的"金标准"。

1. 脑出血检查

CT 平扫:CT 平扫可迅速、准确地显示血肿的部位、出血量、占位效应、是否破入脑室或蛛网膜下腔及周围脑组织受损等情况,是疑似脑卒中患者首选

的影像学检查方法。

2. 脑血管检查

脑血管检查有助于了解导致脑出血病变的血管及病因，指导选择治疗方案。

（1）CT血管成像（CTA）、磁共振血管成像（MRA）：两者都是快速、无创性评价颅内、外血管的可靠方法，可用于筛查可能存在的脑血管畸形或动脉瘤，但阴性结果不能完全排除病变的存在。

（2）数字减影血管造影（DSA）：能清晰地显示脑血管各级分支及动脉瘤的位置、大小、形态及分布，畸形血管的供血动脉及引流静脉，了解血流动力学改变，为血管内栓塞治疗或外科手术治疗提供可靠的病因病理解剖，是当前血管病变检查的"金标准"。

三、实验室检查

对脑出血患者应进行常规的实验室检查以了解基本状况和排除相关系统疾病。常规检查通常包括：血常规、血糖、肝肾功能和电解质；心电图和心肌损伤标志物；凝血酶原时间、国际标准化比值（INR）和活化部分凝血活酶时间；血氧饱和度。

四、分　型

目前常用的脑出血分型包括按出血部位分型及按病因分型。部位分型应用广泛，而病因分型尚未得到足够重视。

1. 部位分型

（1）基底节区出血：①壳核出血；②尾状核头出血。

（2）丘脑出血。

（3）脑叶出血：①额叶出血；②顶叶出血；③颞叶出血；④枕叶出血。

（4）脑干出血：①脑桥出血；②中脑出血；③延髓出血。

（5）垂体出血。

（6）小脑出血。

（7）脑室出血。

2. 病因分型

按SMASH-U病因分为：血管结构性损伤（structural vascular lesions）、药物（medication）、脑淀粉样血管病（Amyloid angiopathy）、系统性疾病（systemic disease）、高血压（hypertension）和未知原因（undetermined）。SMASH-U病

因分型可行性强、接受度高，与脑出血后短期、长期生存率和致死率一致相关。

五、复发的预防措施

（1）对患者脑出血复发风险分层评估将影响治疗策略。

（2）所有脑出血患者均应控制血压，脑出血发生后应立即给予控制血压的措施。长期血压控制目标为 130/80 mmHg 是合理的。

（3）生活方式的改变，包括避免每天超过 2 次的饮酒，避免吸烟和药物滥用，以及治疗阻塞性睡眠呼吸暂停等，可能对预防脑出血复发有益。

（4）需要抗血栓治疗时，对合并非瓣膜性心房颤动的脑叶出血患者建议避免长期服用华法林抗凝治疗以防增加出血复发风险。

（5）当具有应用抗血栓药物的明显指征时，非脑叶出血患者可应用抗凝药物，所有脑出血患者都可应用抗血小板单药治疗。

（6）当有明显的抗凝药物使用指征时，抗凝药物相关性脑出血重启抗凝治疗的最佳时间尚不明确。在非机械性瓣膜患者中，至少在 4 周内应避免口服抗凝药物。如果有使用指征，脑出血后数天可开始阿司匹林单药治疗，尽管其最佳使用时间尚不清楚。

（7）没有足够证据表明在脑出血患者中应限制他汀类药物的使用。

第三节　吉兰-巴雷综合征

吉兰-巴雷综合征（Guillain-Barré syndrome, GBS）是一类免疫介导的急性炎性周围神经病，表现为多发神经根及周围神经损害。

一、循环系统影响

（1）患者可能出现直立性低血压、高血压、心动过速、心动过缓、严重心脏传导阻滞，甚至窦性停搏。对于存在心动过缓的患者，需评估安装临时心脏起搏器的指征。

（2）由于自主神经损伤后，对药物的反应较为敏感，使用减慢心率或降压的药物需慎重。

二、呼吸系统影响

（1）有呼吸困难和延髓支配肌肉麻痹的患者应注意保持呼吸道通畅，尤其注意加强吸痰及防止误吸。

（2）病情进展快且伴有呼吸肌受累者，可出现明显呼吸困难，肺活量与血氧分压显著降低。

第四节 帕金森病

一、定 义

帕金森病是一种常见的退行性疾病，合并帕金森病会增加外科手术的风险，并影响围手术期并发症发生率和死亡率。

二、帕金森病患者术前注意事项

术前应对帕金森病患者进行基本病情评估，同时应评估呼吸及心血管系统功能。围手术期需严格按照日常规律服药，不可随意调整用药习惯；使用 B 型单胺氧化酶（MAO-B）抑制剂的患者，应禁忌使用某些阿片类药物（如哌替啶、曲马多）和选择性 5-羟色胺再摄取抑制剂，以避免诱发 5-羟色胺综合征（表 4.4，表 4.5）。

三、帕金森病患者的麻醉方式选择

尽量选择区域麻醉；对存在严重运动障碍的患者，应考虑全身麻醉，并给予气管插管。手术过程中出现症状加重的患者可通过鼻饲给药，或用罗替戈汀透皮贴替代日常的多巴胺能药物。服用左旋多巴的患者应避免使用氟烷吸入麻醉。

表 4.4 影响麻醉和围手术期处理的常见抗帕金森药物

药物	不良反应
B 型单胺氧化酶抑制剂（如司来吉兰、雷沙吉兰）	与增加 5-羟色胺活性的药物合用易发生 5-羟色胺综合征，包括：一部分阿片类药物（如哌替啶、曲马多），选择性 5-羟色胺再摄取抑制剂（如西酞普兰、氟西汀），三环类抗抑郁药（如阿米替林），部分抗生素（如环丙沙星、利奈唑胺、氟康唑等）
多潘立酮	QT 间期延长，心源性猝死
抗抑郁药	三环类抗抑郁药可加重直立性低血压；选择性 5-羟色胺再摄取抑制剂类抗抑郁药可致 QT 间期延长
喹硫平	QT 间期延长

表 4.5　帕金森病患者常用药物围手术期调整方案

药物	术前	术中	术后
帕金森治疗药物			
左旋多巴	维持	维持	维持
多巴胺受体激动剂	维持	维持	维持
金刚烷胺	维持	维持	维持
B 型单胺氧化酶（MAO-B）抑制剂	停用	停用	停用
儿茶酚 –O– 甲基转移酶（COMT）抑制剂	维持	维持	维持
抗胆碱能药	维持	维持	维持
精神类药物			
氯氮平	维持	维持	维持
喹硫平	慎用	慎用	慎用
三环类抗抑郁药	慎用	慎用	慎用
选择性 5-羟色胺再摄取抑制剂类抗抑郁药	慎用	慎用	慎用

第五节　阿尔茨海默病

一、手术与阿尔茨海默病的联系

麻醉和手术可导致谵妄和认知功能障碍，尤其是老年患者。阿尔茨海默病患者住院期间出现谵妄的风险更高，而阿尔茨海默病临床前期患者在术后更可能出现认知功能下降。

二、阿尔茨海默病患者术前评估

由于阿尔茨海默病患者中有 30%~50% 存在抑郁症状，且痴呆与抑郁常有部分相同的临床表现，故阿尔茨海默病患者术前需同时评估认知功能和抑郁状态。

三、阿尔茨海默病患者麻醉方式的选择

首选区域麻醉；必须全身麻醉者应在麻醉深度监测下维持适当麻醉深度，并选用丙泊酚全凭静脉麻醉。建议使用短效阿片类药物（如瑞芬太尼），避免使用抗胆碱药。

第六节 术前情绪障碍

一、术前的焦虑和抑郁

焦虑和抑郁是最为常见的围手术期情绪障碍,建议对老年患者进行围手术期焦虑和抑郁评估。对于围手术期短暂性抑郁,不建议常规使用抗抑郁药物。但如果患者存在中重度抑郁或其症状影响诊疗,建议请精神科医生会诊。抗抑郁药物用量的个体差异较大,药物骤停可能导致撤药反应,不建议大量使用抗抑郁药物的患者在围手术期骤然停药。小剂量氯胺酮可能对围手术期抑郁有治疗效果。严重抑郁患者建议请精神科会诊协助治疗。

二、抗抑郁药物与全身麻醉药物的相互作用

1. 抗抑郁药物的相关作用

单胺氧化酶(MAO)是催化单胺类物质氧化脱氨反应的酶。其主要的生理作用是通过氧化反应,使一级胺及其甲基化的二、三级胺或长链的二胺失活来调节生物体内相应胺浓度。单胺氧化酶抑制剂通过抑制 MAO 氧化单胺类物质来发挥其药理作用,分为可逆性和不可逆性抑制剂,又可分为选择性和非选择性抑制剂。MAO 抑制剂是最早使用的抗抑郁药物,目前临床已很少使用。常用药物包括苯乙肼、托洛沙酮、反苯环丙胺及司来吉兰等(表 4.6)。其与阿片类药物(主要是哌替啶、曲马多、右美沙酮等)联合使用时,可通过抑制肝药酶系统阻止阿片类药物代谢灭活,引起严重的神经系统功能失调、呼吸循环功能障碍,甚至死亡。阿片类药物(尤其是哌替啶)、依托咪酯与 MAO 抑制剂和 5-羟色胺再摄取抑制剂等抗抑郁药物一起合用时可能导致急性 5-羟色胺中毒症状,且中毒反应呈剂量依赖性。

2. 抗抑郁药物的术前调整方案

(1)服用三环类抗抑郁药的患者,术前应进行全面的心功能检查,不建议术前常规停止抗抑郁药物治疗,仅需在手术日早晨停用。

(2)选择性 5-羟色胺再摄取抑制剂撤药可能产生严重的撤药反应。不推荐术前常规停用 5-羟色胺再摄取抑制剂,但若患者有较高的出血风险可考虑

术前 2 周停用。

（3）不可逆性单胺氧化酶抑制剂（第一、二代）应在术前 2 周停用，并转换为可逆性的同类药物。

（4）术前 72 h 停用锂剂。

表 4.6　常用抗抑郁药物

类别	代表药物
可逆性单胺氧化酶抑制剂	吗氯贝氨
三环类抗抑郁药	阿米替林、氯米帕明、丙咪嗪
选择性 5-羟色胺再摄取抑制剂	西酞普兰、氟西汀、舍曲林
选择性去甲肾上腺素再摄取抑制剂	瑞波西汀
去甲肾上腺素和多巴胺再摄取抑制剂	安非他酮
5-羟色胺和去甲肾上腺素再摄取抑制剂	文拉法辛、度洛西汀
5-羟色胺拮抗 /5- 羟色胺再摄取抑制剂	米氮平

三、麻醉方式选择

目前尚无足够证据阐明麻醉对焦虑抑郁症患者的影响，以及何种麻醉方式更为合理。

第七节　围手术期认知功能障碍

一、定　义

包括术前已经存在的和术后新发生的神经认知功能损害。

二、高危因素

存在糖尿病控制不佳、慢性阻塞性肺疾病（COPD）伴低氧血症、脑卒中病史、帕金森病史、抑郁、肿瘤放 / 化疗等情况的患者，应高度警惕术前合并认知功能障碍。

三、干预措施和麻醉方式选择

对于术前合并认知功能损害的患者，除基础治疗外，建议积极实施针对性干预，包括改善营养状态、进行体能锻炼和认知功能训练。需详细询问患者的术前药物治疗，必要时请神经或精神科医生指导围手术期用药；需要注意药物不良反应及其与麻醉药物可能发生的相互作用。术前禁忌使用抗胆碱药，如东莨菪碱和盐酸戊乙奎醚，慎用苯二氮䓬类药物。对于存在围手术期认知功能障碍的老年患者，手术时建议首选区域阻滞麻醉。对于需要全身麻醉的患者，建议采用基于丙泊酚的静脉麻醉。对于需要镇静的区域阻滞麻醉患者，建议采用右美托咪定浅镇静。

第八节 谵 妄

一、定 义

谵妄是一种急性暂时性脑功能异常，常常在数小时至数天之内发生，以注意力不集中、意识水平改变和认知功能障碍为特征，病情往往在短时间内呈波动性变化。谵妄的发生伴随预后恶化，包括术后近期并发症增多、住院时间延长、医疗费用增加及死亡率升高，以及术后远期认知能力和生存质量下降、存活时间缩短。

二、危险因素

谵妄的发生通常是易感因素和促发因素相互作用的结果。易感因素与患者的基础状况密切相关，其中大脑老龄化、衰弱和痴呆等被认为是谵妄发生的重要易感因素。对于术后患者，围手术期应激、麻醉或镇痛药物的使用、疼痛和电解质紊乱等是谵妄发生的重要促发因素。

三、麻醉方式选择

已有的证据未发现麻醉方式选择（全身麻醉或区域阻滞麻醉）对术后谵妄发生率的影响有差异。围手术期给予右美托咪定可减少术后谵妄发生。建议使用右美托咪定、氟哌啶醇或非典型抗精神病药治疗术后躁动型谵妄（表4.7，表4.8）。

表 4.7　用于谵妄治疗的抗精神病药物

药物	剂量和用法	不良反应	说明
典型			
氟哌啶醇	0.5~2.0 mg，每 4~6 h 1 次，po/iv/sc/im	椎体外系症状，特别是当剂量 > 3 mg/d 时；QT 间期延长；神经阻滞剂恶性综合征 [a]	老年患者从小剂量开始，每 15~20 min 可重复给药，直至症状控制；高活动型谵妄患者推荐肠道外给药；酒精或药物依赖患者、肝功能不全患者慎用
非典型		椎体外系症状略少于氟哌啶醇；QT 间期延长	用于老年患者时，死亡率增加
利培酮	0.25~2.00 mg，每 12~24 h 1 次，po		
奥氮平	2.5~10.0 mg，每 12~24 h 1 次，po		
喹硫平	12.5~200.0 mg，每 12~24 h 1 次，po		

po：口服；iv：静脉注射；sc：皮下注射；im：肌内注射。a：神经阻滞剂恶性综合征的典型表现包括肌肉僵硬、发热、自主神经功能不稳定、谵妄等，可伴有血浆肌酸激酶升高。

表 4.8　谵妄的非药物干预措施

危险因素	干预措施
认知损害	改善认知功能；改善定向力；避免应用影响认知功能的药物
活动受限	早期活动；每日进行理疗或康复训练
水电解质失衡	维持血清钠、钾正常；控制血糖；及时发现并处理脱水或液体过负荷
高危药物	减量或停用苯二氮䓬类药物、抗胆碱能药、抗组胺药和哌替啶；减量或停用其他药物，以减少药物相互作用和不良反应
疼痛	使用对乙酰氨基酚或非甾体抗炎药；使用神经阻滞；有效控制术后疼痛；避免使用哌替啶
视觉、听力损害	佩戴眼镜或使用放大镜改善视力；佩戴助听器改善听力
营养不良	正确使用假牙；给予营养支持
医源性并发症	术后尽早拔除导尿管，避免尿潴留或尿失禁；加强皮肤护理，预防压疮；促进胃肠功能恢复，必要时可用促进胃肠蠕动的药物；必要时进行胸部理疗或吸氧；适当的抗凝治疗；防止尿路感染
睡眠剥夺	减少环境干扰，包括声音和灯光；非药物措施改善睡眠

第九节 癫 痫

癫痫发作可表现为部分性发作和全面性发作。

一、术前明确

术前应明确癫痫的发病原因、发作时的表现及缓解方式；是否用药治疗及药物种类；最近是否有癫痫的急性发作。尽量避免癫痫发作诱因，如睡眠不足、饮酒、感染等。目前，不推荐预防性抗癫痫治疗。孤立发作一次或急性期癫痫发作，不建议长期使用抗癫痫药物。抗癫痫药物选择与发作类型有关，部分性发作可选用卡马西平、左乙拉西坦等，全面性发作可选用丙戊酸钠、拉莫三嗪及苯巴比妥等。

二、术前注意事项

癫痫药物应服用至手术当天早晨。长期服用抗癫痫药物患者应注意是否有肝功能损伤。注意原发疾病的治疗。

第十节 失 眠

一、术前急性失眠患者的处理

老年患者术前出现急性失眠时，可在非药物治疗基础上选择苯二氮䓬受体激动剂中的非苯二氮䓬类药物（如扎来普隆、唑吡坦、佐匹克隆等）和部分抗抑郁药物（如米氮平、盐酸曲唑酮等）。术前纠正失眠有利于减少麻醉药物用量、降低麻醉风险，但由于镇静催眠药具有中枢镇静作用，与全身麻醉药物合用会产生协同作用，加重中枢抑制程度，因此对于术前因急性失眠而应用镇静催眠药的患者，术中需严密监测生命体征、及时调整麻醉药物用量。

二、慢性失眠而长期应用镇静催眠药的患者建议

应用苯二氮䓬类药物者，更换为短效苯二氮䓬类（如三唑仑）或非苯二氮䓬类药物。对于应用非苯二氮䓬类药物者，推荐继续应用原药物。对于应用抗抑郁药助眠者，继续应用原药物。同样需警惕上述药物与麻醉药合用导致的严重中枢抑制作用。

三、麻醉方式选择

在接受相同手术的患者中，区域阻滞麻醉与全身麻醉相比有助于减少术后睡眠紊乱，因此应尽可能实施区域阻滞麻醉。对于必须实施全身麻醉的患者，应尽可能应用复合区域阻滞或外周神经阻滞，以减少阿片类药物用量（表 4.9）。

表 4.9　常用催眠药物

名称	作用位点	适应证
苯二氮䓬类		
阿普唑仑	GABAa 受体	焦虑
艾司唑仑	GABAa 受体	早醒、夜间易醒
三唑仑	GABAa 受体	入睡困难
地西泮	GABAa 受体	焦虑
劳拉西泮	GABAa 受体	焦虑
非苯二氮䓬类		
扎来普隆	选择性激动 GABAa 受体复合物上 w1、w2 位点	入睡困难
唑吡坦	GABAa 受体复合物上 BZ_1 受点	入睡困难、睡眠维持困难
佐匹克隆	GABA 受体复合物	入睡困难、睡眠维持困难
右佐匹克隆	GABA 受体复合物	入睡困难、睡眠维持困难
镇静性抗抑郁药		
阿米替林	H_1、$α_1$ 肾上腺素能受体、MACHR	抑郁症
曲唑酮	$5-HT_2$、$α_1$ 肾上腺素能受体	抑郁症
米氮平	H_1、$5-HT_2$	抑郁症
褪黑素受体激动剂		
雷美替胺	褪黑激素 1 型受体和 2 型受体	入睡困难
食欲肽受体抑制剂		
苏沃雷生	食欲肽受体	入睡困难、睡眠维持困难

GABA：γ- 氨基丁酸；H：组胺；MACHR：毒蕈碱型乙酰胆碱受体；5-HT：5- 羟色胺。

第十一节 精神分裂症

一、精神分裂症患者的术前评估

医生应向家属详细询问手术患者精神疾病的明确诊断、严重程度、病程、用药情况、精神疾病住院次数等,请精神科医生协助诊断及评估精神分裂症的不同类型、不同阶段。长期使用抗精神病药易导致肝功能损害,术前应检查患者的肝功能、血电解质等以充分评估肝脏损害、血镁、血钾情况。择期手术者抗精神病药服用至手术当天。常规的术前抗胆碱药如阿托品、东莨菪碱等因能增强抗精神病药的抗胆碱作用,可引起中枢性抗胆碱症候群,不宜常规应用,必须应用时也应减少使用量,以不出现体温异常升高为准(表4.10)。

表4.10 抗精神病药分类

第一代抗精神病药	第二代抗精神病药
氯丙嗪	氯氮平
奋乃静	利培酮
氟奋乃静	奥氮平
三氟拉嗪	喹硫平
氟哌啶醇	齐拉西酮
五氟利多	阿立哌唑
舒必利	氨磺必利
	帕利哌酮
	布南色林
	哌罗匹隆
	鲁拉西酮

二、抗精神病药的常见不良反应

(1)第一代抗精神病药的主要不良反应包括:锥体外系不良反应和迟发性运动障碍。

(2)第二代抗精神病药常见不良反应包括:①锥体外系不良反应;②过度镇静;③直立性低血压;④流涎,睡眠时常见,有误吸入气管的可能;⑤催乳素水平升高;⑥代谢综合征,如体重增加、高血糖、高血脂和高血压;⑦心电图改变，如 QT 间期延长可能产生的尖端扭转型室性心动过速；⑧其他少见严重不良反应，如神经阻滞剂恶性综合征、癫痫发作和血液系统改变等。

第十二节　精神科药物总表

常见精神科药物见表 4.11。

表 4.11　常见精神科药物总表

药物种类	作用机制	药品名称
抗抑郁药	5-羟色胺再摄取抑制剂	艾司西酞普兰
		氟伏沙明
		氟西汀+N-去甲氟西汀
		帕罗西汀
		舍曲林
		西酞普兰
	5-羟色胺和去甲肾上腺素再摄取抑制剂	文拉法辛+O-去甲基文拉法辛
		度洛西汀
		米那普仑
	三环、四环类抗抑郁药	阿米替林+去甲替林
		多塞平+N-去甲多塞平
		马普替林
	其他	阿戈美拉汀
		安非他酮+羟安非他酮
		伏硫西汀
		米安色林
		米氮平
		曲唑酮
抗精神病药	典型抗精神病药	奋乃静
		氟奋乃静
		氟哌啶醇
		氟哌噻吨
		氯丙嗪
		舒必利

续表

药物种类	作用机制	药品名称
	非典型抗精神病药	阿立哌唑+脱氢阿立哌唑
		氨磺必利
		奥氮平
		喹硫平+N-脱烷基喹硫平
		利培酮+9-羟利培酮
		鲁拉西酮
		氯氮平
		帕利哌酮
		齐拉西酮
心境稳定剂		丙戊酸
		卡马西平
		拉莫三嗪
		锂盐
抗焦虑及镇静安眠药	苯二氮䓬类	阿普唑仑
		奥沙西泮
		地西泮+N-去甲地西泮
		氯硝西泮
		咪达唑仑
		硝西泮
	非苯二氮䓬类	扎来普隆
		佐匹克隆
		唑吡坦
	阿扎哌隆类	丁螺环酮+主要代谢产物
促认知药		多奈哌齐
		加兰他敏
		卡巴拉汀
		美金刚
注意缺陷多动障碍治疗药		哌甲酯
		托莫西汀

拓展阅读

[1] 中国老年医学学会麻醉学分会. 中国老年患者围术期缺血性脑卒中防治专家共识 [J]. 临床麻醉学杂志, 2022, 38(11): 1200–1209.

[2] 中华医学会麻醉学分会老年人麻醉学组, 国家老年疾病临床医学研究中心, 中华医学会精神病学分会, 等. 中国老年患者围术期脑健康多学科专家共识（一）[J]. 中华医学杂志, 2019, 99(27): 2084–2110.

[3] Smilowitz NR, Gupta N, Ramakrishna H, et al. Perioperative major adverse cardiovascular and cerebrovascular events associated with noncardiac surgery[J]. JAMA Cardiol, 2017, 2(2): 181–187.

[4] Vlisides P, Mashour GA. Perioperative stroke[J]. Can J Anaesth, 2016, 63(2): 193–204.

[5] Powers WJ, Rabinstein AA, Ackerson T, et al. Guidelines for the Early Management of Patients With Acute Ischemic Stroke: 2019 Update to the 2018 Guidelines for the Early Management of Acute Ischemic Stroke: A Guideline for Healthcare Professionals From the American Heart Association/American Stroke Association[J]. Stroke, 2019, 50(12): e344–e418.

[6] POISE Study Group; Devereaux PJ, Yang H, Yusuf S, et al. Effects of extended-release metoprolol succinate in patients undergoing non-cardiac surgery (POISE trial): a randomised controlled trial[J]. Lancet, 2008, 371(9627): 1839–1847.

[7] Meretoja A, Strbian D, Putaala J, et al. SMASH-U: a proposal for etiologic classification of intracerebral hemorrhage[J]. Stroke, 2012, 43(10): 2592–2597.

[8] Kidwell CS, Wintermark M. Imaging of intracranial haemorrhage[J]. Lancet Neurol, 2008, 7(3): 256–267.

[9] 中华医学会麻醉学分会老年人麻醉学组, 国家老年疾病临床医学研究中心, 中华医学会精神病学分会, 等. 中国老年患者围术期脑健康多学科专家共识（二）[J]. 中华医学杂志, 2019, 99(29): 2252–2269.

[10] 中华医学会麻醉学分会老年人麻醉学组, 国家老年疾病临床医学研究中心, 中华医学会精神病学分会, 等. 中国老年患者围术期脑健康多学科专家共识（三）[J]. 中华医学杂志, 2019, 99(31): 2409–2422.

[11] 中国药理学会治疗药物监测研究专业委员会, 中国医师协会精神科医师分会, 中国药理学会药源性疾病学委员会, 等. 中国精神科治疗药物监测临床应用专家共识(2022年版)[J]. 神经疾病与精神卫生, 2022, 22(8): 601–608.

[12] 周雯, 水恒兵, 李永庆. 精神分裂症患者的行骨科手术的麻醉处理 [J]. 中国实用医药, 2012, 07(12): 94–95.

[13] 中华医学会麻醉学分会老年人麻醉与围术期管理学组, 国家老年疾病临床医学研究中心, 国家老年麻醉联盟. 中国老年患者围手术期麻醉管理指导意见（2020版）（四）[J]. 中华医学杂志, 2020, 100(35): 2736–2757.

[14] 中华医学会麻醉学分会. 中国麻醉学快捷指南（2020版）[M]. 北京：人民卫生出版社, 2023.

[15] 中华医学会神经病学分会, 中华医学会神经病学分会周围神经病协作组, 中华医学会神经病学分会肌电图与临床神经电生理学组, 等. 中国吉兰-巴雷综合征诊治指南2019[J]. 中华神经科杂志, 2019(11): 877–882.

[16] 中华医学会神经病学分会, 中华医学会神经病学分会脑血管病学组. 中国脑出血诊治指南(2019)[J]. 中华神经科杂志, 2019, 52(12): 994–1005.

[17] Hshieh TT, Yue J, Oh E, et al. Effectiveness of multicomponent nonpharmacological delirium interventions: a meta-analysis[J]. JAMA Intern Med, 2015, 175(4): 512–520.

[18] Flükiger J, Hollinger A, Speich B, et al. Dexmedetomidine in prevention and treatment of postoperative and intensive care unit delirium: a systematic review and meta-analysis[J]. Ann Intensive Care, 2018, 8(1): 92.

第五章
内分泌系统功能术前评估

第一节 糖尿病

一、术前评估要点

（1）筛查空腹或随机血糖。糖尿病患者检测空腹和餐后 2 h 血糖。

（2）糖化血红蛋白（HbA1c）反映采血前 3 个月的平均血糖水平，可用于评价长期血糖控制效果，预测围手术期高血糖的风险。

（3）HbA1c ≤ 7% 或随机血糖 < 11.1 mmol/L，可行择期手术。

（4）HbA1c ≥ 8.5% 的非急诊手术由外科、内分泌科、麻醉科等多学科会诊评估，基于患者总体生理情况和手术紧急程度，个体化决定是否推迟手术。

（5）HbA1c ≥ 9% 或随机血糖 ≥ 13.8 mmol/L（250 mg/dL）时建议推迟择期手术。

（6）糖尿病高血糖急性并发症——糖尿病酮症酸中毒和高渗性高血糖状态，是可能危及生命的急性并发症。出现酮症酸中毒和高渗性高血糖状态时，非急诊手术应该推迟，优先积极治疗酮症酸中毒和高渗性高血糖状态。急诊手术如果病情允许，尽量在血浆 pH 和渗透压恢复正常后手术；如病情危重需立即手术，应在手术的同时积极纠正代谢紊乱，并向患者家属充分告知风险。

（7）行中、高危手术的糖尿病患者，术前应全面了解其糖尿病分型、目前的治疗方案、血糖控制的平均水平和波动范围、低血糖发作情况。评估有无糖尿病并发症（如冠心病、脑血管病变、糖尿病肾病）等，推荐术前检查心电图和肾功能。合并冠心病的患者，由于糖尿病周围神经病变往往缺乏典型的心绞痛症状，应引起警惕。

二、术前用药调整方案

对围手术期高血糖患者进行分层管理以设定不同血糖控制目标，围手术期血糖管理尽量避免低血糖、血糖大幅度波动和高血糖及其带来的感染风险。建议糖尿病患者尽可能选择早晨手术以减少禁食对血糖控制的影响。

1. 口服降糖药

围手术期主要使用胰岛素控制血糖，绝大多数口服降糖药和非胰岛素注射剂在手术当天应停用。大型手术前宜停用二甲双胍，对已有肾功能不全（肾小球滤过率 GFR < 45 mL/min）或术中需使用静脉造影剂的患者，二甲双胍可能引起乳酸酸中毒，术前 24~48 h 应停用。新型降糖药二肽基肽酶–4（DDP-4）抑制剂的降糖作用具有血糖依赖性，发生低血糖的风险低，围手术期可考虑继续服用。钠–葡萄糖共转运蛋白 2（SGLT-2）抑制剂易导致脱水，术前需停药 48 h。对术后当日即能恢复正常饮食的短小日间手术，可保留部分口服降糖药，但促进胰岛素分泌的磺脲类和格列奈类降糖药在禁食后容易造成低血糖，应一律停用（表 5.1）。

表 5.1　口服降糖药术前调整方案

口服降糖药分类	围手术期风险	术前 1d	手术当天（短小手术，当天能够恢复进食）	手术当天（大、中型手术，术后不能恢复进食）
促胰岛素分泌类（磺脲类、格列奈类）	低血糖	服用	停药	停药
二甲双胍	肾功能不全时出现乳酸堆积	服用	服用	停药
噻唑烷二酮类	水钠潴留	服用	服用	停药

2. 皮下注射胰岛素

入院前使用皮下注射胰岛素的糖尿病患者，胰岛素剂量包括控制基础代谢空腹血糖和餐后血糖两部分。手术当天停用控制餐后血糖的短效胰岛素或速效胰岛素类似物，保留控制基础血糖的中长效胰岛素并适当减量（手术当天早晨长效和中效胰岛素剂量各减少约 20% 和 50%）以降低低血糖风险，手术前一晚也减量可进一步降低风险，平时低血糖发作频繁者，尤其应注意减量（表 5.2）。

表 5.2　皮下注射胰岛素血糖剂量调整

胰岛素类型	给药频率	术前晚上	手术当天早晨
长效胰岛素	1 次/天	常规剂量的 80%	常规剂量的 80%
中效胰岛素	2 次/天	常规剂量的 80%	常规剂量的 50%
中效/短效预混胰岛素	2 次/天	常规剂量的 80%	中效部分常规剂量的 50%
短效或速效胰岛素	3 次/天	不变	停用
皮下连续输注胰岛素泵	持续	不变	泵速调整为睡眠基础速度

三、低血糖

围手术期低血糖是一种严重的并发症，是围手术期死亡的危险因素之一，其危害超过高血糖，应当尽量避免血糖 ≤ 3.9 mmol/L（70 mg/dL）。一般情况下，血糖 ≤ 2.8 mmol/L（50 mg/dL）即可出现认知功能障碍，进行性低血糖可导致脑损伤、癫痫发作和昏迷，严重低血糖 [血糖 ≤ 2.2 mmol/L（40 mg/dL）] 即使时间很短也可能诱发心律失常或其他心脏事件，长时间的严重低血糖甚至可造成脑死亡。不同患者发生低血糖损伤的阈值不同，脑损伤患者甚至难以耐受 ≤ 5.6 mmol/L（100 mg/dL）的血糖水平，而长期未得到有效控制的糖尿病患者可能在正常血糖水平即发生低血糖反应。

第二节 甲状腺疾病

一、一般情况评估

1. 气 道

术前进行气道及脊柱解剖的基本评估，必要时行头颈部影像学检查（X线、CT、MRI）以及喉镜、纤维支气管镜等气道内镜检查，或计算机仿真虚拟内镜技术（VE）等新技术的评估，了解患者的基本情况、甲状腺与气道的关系、气管有无受压移位、气道内径大小等。对于甲状腺肿物压迫气管致气管狭窄、术前声带麻痹等的患者应早期评估其气道阻力，制订个体化治疗方案。

2. 术前甲状腺功能

对于甲状腺功能异常的患者，应服用相关药物控制症状，待血清三碘甲腺原氨酸（T3）、甲状腺素（T4）及促甲状腺激素（TSH）水平相对正常后再接受手术治疗。

3. 用药情况

对合并应用内科治疗药物的患者，术前需全面了解所用药物的名称、用药时间和剂量，明确其与麻醉药物之间可能存在的相互作用，给予适当调整。

4. 颈椎活动度

极少数颈椎病患者在行甲状腺切除术时，由于颈部伸展而造成脊髓压迫和损伤，因此应根据甲状腺手术特点对患者进行评估，可指导患者进行适当的颈部放松运动及颈部过伸体位锻炼。

二、甲状腺功能亢进症

1. 术前评估要点

（1）甲状腺功能亢进症（简称甲亢）症状是否得到控制，包括情绪、睡眠和体重等。

（2）静息状态下心率、基础代谢率和甲状腺激素水平是否降至正常。

（3）是否合并甲状腺心肌病。

（4）甲状腺是否肿大压迫气管，是否存在困难气道。

2. 术前建议

（1）甲亢患者术前必须经积极治疗稳定后才能行择期手术。

（2）抗甲状腺药物和β受体阻滞剂应持续应用到手术当天早晨。

三、甲状腺功能减退症

1. 术前评估要点

（1）甲状腺功能减退症（简称甲减）的原因和严重程度。

（2）平时是否服用甲状腺素替代治疗。

（3）甲状腺是否肿大压迫气管，是否存在困难气道。

2. 术前建议

（1）甲状腺素应服用至手术当天早晨。

（2）严重甲状腺功能减退或黏液性水肿昏迷的患者，择期手术需积极治疗后才能进行。

四、胸骨后甲状腺肿

胸骨后甲状腺肿（SG）指甲状腺体积的一半以上位于胸骨上缘以下（表5.3），通常会导致气管的压迫和偏移。CT在评估气道受压方面更具优势，气管管腔狭窄35%即出现呼吸困难症状，如超过50%在全身麻醉诱导时气管管腔完全阻塞的风险明显增加。CT可准确显示气管受压层面、最狭窄处管腔的直径，这些信息对麻醉科医生选择合适型号的麻醉插管及放置深度至关重要。

表 5.3　胸骨后甲状腺肿的分型或分级

分型	临床表现
1 型	颈部甲状腺肿一半以上进入胸骨后，下极达主动脉弓上缘水平
2 型	甲状腺肿几乎全部进入胸骨后方，下极达主动脉弓后方，或进入后纵隔，或包膜界限清的甲状腺癌
3 型	巨大的胸内甲状腺肿突入胸腔，或者伴有上腔静脉压迫体征，或恶性肿瘤怀疑有纵隔淋巴结转移者

第三节　甲状旁腺功能亢进症

甲状旁腺功能亢进症，是由于甲状旁腺激素主动或被动分泌过多而导致的钙磷及骨代谢紊乱，从而引起的一组特殊临床综合征。以原发性和继发性甲状旁腺功能亢进症多见。原发性甲状旁腺功能亢进症（PHPT）的发病原因包括甲状旁腺腺瘤、增生和癌，病变腺体可单发也可多发，其中 85% 的 PHPT 是由单发腺瘤引起的。

一、术前评估要点

（1）长期的甲状旁腺功能亢进状态会引发电解质紊乱，包括钙、磷、钾、镁等离子水平异常。高钙血症对全身多个器官均有不同程度影响并可引起相应临床症状，其对心脏电生理活动及心脏收缩功能的影响是导致患者死亡的重要因素之一。血钾异常加剧了这些风险的发生。首先，应详细了解患者的病史及临床症状（包括有无乏力、易疲劳、体重减轻和食欲减退等非特异性改变），基础疾病治疗及控制情况，具体的用药史（包括锂制剂、噻嗪类利尿剂、抗凝药物、降压药物、降血糖药物等）。其次，通过病史和体检可对患者的心、肺功能等状况做出初步评估（如心功能分级等）。

（2）泌尿系统评估：PHPT 患者高尿钙状态可导致钙盐在肾盂及肾实质沉积，从而引起肾结石和肾钙沉着症。肾结石和肾钙沉着症是此类患者最常见的临床表现。

二、术前高钙血症的处理方案

（1）血钙水平 > 2.75 mmol/L（11.0 mg/dL）为高钙血症，> 3.5 mmol/L（14.0 mg/dL）为高钙危象，当血钙 > 3 mmol/L 时即需积极处理，以便缓解急性症状，避免发展为高钙危象造成死亡，为术前定性及定位诊断争取时间。治疗高钙血症的主要措施包括扩容、使用袢利尿剂（如呋塞米）促进尿钙排泄、应用降钙素及双膦酸盐抑制骨吸收等。

（2）对于上述治疗无效的顽固性高钙危象或因心肾功能障碍不能应用上述药物的高钙危象患者，还可使用低钙或无钙透析液进行血液滤过治疗，可达到迅速降低血钙的目的。

（3）手术切除功能亢进的病变甲状旁腺是最根本的治疗方法，也是降低患者血清甲状旁腺素最有效、最快捷的方法，在积极的术前准备、纠正水电解质平衡紊乱、全面评估麻醉手术风险的前提下，应尽早手术，甚至急诊手术。

第四节　嗜铬细胞瘤

嗜铬细胞瘤是一种起源于肾上腺髓质能够产生儿茶酚胺的嗜铬细胞的肿瘤，手术切除肿瘤是目前治疗嗜铬细胞瘤的一线方案。

一、术前检查

1. 实验室儿茶酚胺相关检查

首选 24 小时尿甲氧基肾上腺素类物质或血浆游离甲氧基肾上腺素类物质测定，甲氧基肾上腺素类物质为儿茶酚胺在肿瘤中的代谢产物。其次为血或尿儿茶酚胺测定，其相关检查有助于明确肿瘤分泌儿茶酚胺的类型，对后续儿茶酚胺补充治疗有重要指导意义。

2. 影像学检查

胸腹腔和盆腔 CT 或 MRI 有助于评估肿瘤大小、是否浸润，以及其与周围结构的关系。

3. 其他特殊检查

（1）疑似儿茶酚胺心肌病患者需完善超声心动图、血浆脑钠尿肽及肌钙蛋白测定。

（2）疑似多发性内分泌腺瘤病 2 型的患者需完善甲状腺、甲状旁腺超声，以及相关甲状腺功能、甲状旁腺素、降钙素、血钙的测定，并关注可能存在的皮肤、角膜病变。

二、药物准备

1. 术前药物准备

常用的术前准备药物见表5.4。联合应用α和β肾上腺素能受体阻滞剂是最常用的方法。

（1）α肾上腺素能受体阻滞剂：推荐至少术前14 d开始使用。对于近期发生心肌梗死、儿茶酚胺心肌病、难治性高血压及儿茶酚胺诱导性血管炎的患者，可适当延长术前用药时间。

首选药物为酚苄明，该药为不可逆的、长效、非特异性α肾上腺素能受体阻滞剂。初始剂量为每次10 mg，1~2次/天；随后根据需要，可每2~3天增加10~20 mg/d，最终剂量通常为20~100 mg/d（表5.4）。应充分告知患者酚苄明可能导致直立性低血压、鼻塞、反射性心动过速、明显疲劳感等不良反应。同时，由于该药的长效性，术后患者的正常肾上腺功能恢复可能会延迟。

（2）β肾上腺素能受体阻滞剂：在患者的血压得到控制后，推荐用于伴有心动过速、控制稳定的儿茶酚胺心肌病或有心肌缺血病史的患者；合并未控制的哮喘或充血性心力衰竭的患者应慎用。在α肾上腺素能受体未被完全抑制的情况下给予β肾上腺素能受体阻滞剂，可导致血压进一步升高，诱发急性肺水肿和左心衰竭；故推荐使用α肾上腺素能受体阻滞剂至少3~4 d后再开始使用β肾上腺素能受体阻滞剂，通常在术前2~3 d开始（表5.4）。

β肾上腺素能受体阻滞剂应由短效、小剂量开始（如普萘洛尔10 mg，每6 h给药1次），后可调整为1次/天的长效制剂（表5.4），并逐渐增加剂量至达到目标心率。目前尚无证据支持选择性$β_1$受体阻滞剂优于非选择性制剂。考虑到矛盾性高血压危象的风险，尽量避免使用兼有α和β肾上腺素能受体阻滞作用且二者配比固定的拉贝洛尔和卡维地洛。

（3）钙通道阻滞剂：单独使用钙通道阻滞剂不能预防嗜铬细胞瘤患者所有可能的血流动力学变化，故其多作为联合α和β肾上腺素能受体阻滞剂的补充方案，或用于不耐受肾上腺素能受体阻滞剂不良反应的患者，应优先选用缓释、控释、长效制剂（表5.4）。

表 5.4　嗜铬细胞瘤患者术前药物准备

治疗	初始剂量	最大剂量
α肾上腺素能受体阻滞剂（术前至少10~14 d开始使用）		
酚卞明	10 mg，2次/天	1 mg/（kg·d）
多沙唑嗪	2 mg/d	32 mg/d
β肾上腺素能受体阻滞剂（于α肾上腺素能受体阻滞剂后至少3~4 d开始使用）		
普萘洛尔	20 mg，3次/天	40 mg，3次/天
美托洛尔	12.5 mg，2次/天	25 mg，2次/天
阿替洛尔	25 mg/d	50 mg/d
钙通道阻滞剂（必要时与α肾上腺素能受体阻滞剂合用）		
尼卡地平	30 mg，2次/天	60 mg，2次/天
硝苯地平	30 mg/d	60 mg/d
氨氯地平	5 mg/d	10 mg/d

三、肿瘤切除前应避免使用的药物

嗜铬细胞瘤患者血液中的儿茶酚胺浓度高，瘤体分泌儿茶酚胺能力异常亢进，若应用刺激儿茶酚胺分泌的药物，可能导致儿茶酚胺大量释放入血，出现高血压危象、急性心力衰竭、脑出血等不良后果。因此对于嗜铬细胞瘤患者，肿瘤切除前需避免应用此类药物（表5.5）。

表 5.5　嗜铬细胞瘤患者肿瘤切除前需避免使用的药物

分类	举例
激素类	糖皮质激素、胰高血糖素
三环类抗抑郁药	阿米替林、去甲替林、丙咪嗪、氯米帕明
单胺氧化酶抑制剂	司来吉兰、苯乙肼
去甲肾上腺素再摄取抑制剂	利血平
选择性5-羟色胺再摄取抑制剂	氟西汀、度洛西汀、帕罗西汀
抗精神病药	氟哌利多、舒必利
某些抗病毒药	利奈唑胺
止吐药	甲氧氯普胺、普鲁氯嗪
组胺	

续表

分类	举例
促儿茶酚胺分泌的血管活性药物	血管紧张素Ⅱ、血管升压素、苯丙胺、伪麻黄碱
某些肌肉松弛药	琥珀胆碱、阿曲库铵、泮库溴铵

四、术前访视

1. 肿瘤相关评估

需关注患者阵发性头痛、出汗、心动过速病史，勿忽视其他不常见症状，如直立性低血压、视物模糊、视盘水肿、体重减轻、多尿、多饮、便秘、惊恐发作等。仅分泌肾上腺素的肿瘤患者，可表现为阵发性低血压或高血压与低血压的快速周期性波动；而选择性多巴胺高分泌型肿瘤患者的血压可正常。儿茶酚胺心肌病患者可出现呼吸困难等肺水肿表现；伴有继发性红细胞增多症的患者可出现呼吸急促、发绀、慢性咳嗽、嗜睡等表现。嗜铬细胞瘤患者也易合并心脑血管疾病、糖耐量异常等。

需根据实验室检查结果，关注肿瘤主要分泌的激素类型，有助于指导围手术期调控血流动力学药物的选择。需关注术前影像学检查结果，了解肿瘤的位置、大小、数量及与周围血管及其他脏器的关系，提前做出相应准备以便更好地配合手术进程进行麻醉管理。

2. 靶器官受累情况的评估

（1）心血管系统：心肌酶可反映近期心肌缺血情况；心电图可反映心肌缺血和梗死情况；胸部X线检查可评估心脏增大和肺水肿情况。必要时可进一步完善冠状动脉CT血管成像、超声心动图、BNP和肌钙蛋白等检查，有利于儿茶酚胺心肌病的评估；对可疑主动脉夹层患者需完善主动脉CT血管成像。

（2）肾脏：肾功能、24 h尿蛋白定量、双肾血流图均有助于评估。

（3）脑：对有可疑脑血管病、癫痫病史者，需完善颅脑MRI检查。

3. 术前准备是否充分的评估

术前准备充分的标准如下：

（1）血压和心率达标，有直立性低血压；一般认为，坐位血压应低于120/80 mmHg，立位收缩压高于90 mmHg；坐位心率为60~70次/分，立位心率为70~80次/分。可根据患者的年龄及合并的基础疾病做出适当调整。

（2）术前 1 周心电图无 ST-T 段改变，室性期前收缩少于每 5 min 1 次。

（3）血管扩张，血容量恢复：血细胞比容降低，体重增加，肢端皮肤温暖，出汗减少，有鼻塞症状，微循环改善。

（4）高代谢症候群及糖代谢异常得到改善。

第五节　服用糖皮质激素患者的药物调整方案

一、糖皮质激素的使用原则

下丘脑—垂体—肾上腺（HPA）轴功能与使用糖皮质激素的疗程和剂量相关。长期服用糖皮质激素（泼尼松＞20 mg/d，持续 3 周以上）时 HPA 轴受抑制程度较重，手术中可能出现肾上腺皮质功能不足。HPA 轴一旦被破坏，功能恢复可能需 1 年时间，故糖皮质激素使用原则是尽量使用低剂量和短疗程以保护 HPA 轴功能（表 5.6，表 5.7）。

二、术前糖皮质激素的方案调整

1. 原先使用糖皮质激素治疗的患者的围手术期治疗

正常人每天分泌 15~25 mg 皮质醇，应激时可增加到 400 mg，对垂体—肾上腺皮质功能正常者，术中无需替代治疗。需补充治疗者仅限于皮质功能异常者。原先因内科疾病需持续服用糖皮质激素的患者，原则上不停药，改为等效剂量的静脉制剂麻醉诱导后补给，或根据内分泌科的会诊意见酌情处理。

表 5.6　常用糖皮质激素药理特性比较

药物类别	药物名称	等效剂量（mg）	糖皮质激素作用（比值）	盐皮质激素作用（比值）	对 HPA 轴的抑制强度（比值）
短效	氢化可的松	20	1	1	1
	可的松	25	0.8	0.8	4
中效	泼尼松	5	4	0.8	4
	泼尼松龙	5	4	0.8	5
	甲泼尼龙	4	5	0.5	
	曲安奈德	4	5	0	
长效	倍他米松	0.6	25~35	0	50
	地塞米松	0.75	20~30	0	50

HPA 轴：下丘脑—垂体—肾上腺轴。

表 5.7　糖皮质激素对 HPA 轴抑制程度的分类

类别	对 HPA 轴的抑制程度	给药方法及功能测定
1 类	无明显抑制	服用任何剂量的糖皮质激素少于 3 周
		晨起服用泼尼松 ≤ 5 mg/d 或其他等效剂量的糖皮质激素
		隔日服用糖皮质激素
2 类	存在明显抑制	服用泼尼松 > 20 mg/d 或其他等效剂量的糖皮质激素 3 周以上
		临床出现库欣综合征表现
3 类	抑制程度不确定（除 1、2 类之外）	试验证实 HPA 轴功能正常
		试验证实存在 HPA 轴抑制

HPA 轴：下丘脑—垂体—肾上腺轴。

2. 皮质醇增多症患者的围手术期管理

皮质醇增多症（又称库欣综合征）的患者皮质醇分泌过多，但在垂体或肾上腺切除后，垂体功能不能立刻恢复，或因对侧肾上腺萎缩，体内肾上腺皮质激素分泌不足，在术前、术中和术后均可补充糖皮质激素，如肿瘤切除前静脉滴注氢化可的松 100~200 mg，以后每天减量 25%~50% 并酌情转至内科，口服药物治疗。也有人主张，术前 3~4 d 即开始每天补给氢化可的松 100 mg 或甲泼尼龙 40 mg。

3. 急性肾上腺功能不全的紧急处理

急性肾上腺功能不全虽较为罕见，但来势凶猛，临床症状是非特异的，表现为原因不明的低血压、大汗、低血糖、心动过速、电解质紊乱（低钠、低钾、高钙血症）和酸中毒、心肌收缩力减弱。尤其是在术中或术后出现无法解释的低血压或休克时液体负荷无效，应考虑此症的可能，并给予紧急治疗。方法包括静脉输注氢化可的松琥珀酸盐 100~150 mg 或甲泼尼龙 20~40 mg，之后每 8 h 给予氢化可的松琥珀酸盐 30~50 mg，并酌情给予加强心肌收缩力的药物，防止低血糖，纠正电解质紊乱。

拓展阅读

[1] 中华医学会麻醉学分会. 中国麻醉学指南与专家共识（2020 版）[M]. 北京：人民卫生出版社, 2022.

[2] 中华医学会麻醉学分会. 围术期血糖管理专家共识 (快捷版)[J]. 临床麻醉学杂志, 2016,

32(1): 93-95.

[3] Sebranek JJ, Lugli AK, Coursin DB. Glycaemic control in the perioperative period[J]. Br J Anaesth, 2013, 111 (Suppl 1): i18-34.

[4] 广东省药学会. 加速康复外科围手术期药物治疗管理医药专家共识[J]. 今日药学, 2020, 30(6): 361-371.

[5] 中华医学会外科学分会甲状腺及代谢外科学组, 中国研究型医院学会甲状旁腺及骨代谢疾病专业委员会. 原发性甲状旁腺功能亢进症围手术期处理中国专家共识(2020版)[J]. 中国实用外科杂志, 2020, 40(6): 634-638.

[6] 中国抗癌协会头颈肿瘤专业委员会, 中国抗癌协会甲状腺癌专业委员会. 甲状腺外科ERAS中国专家共识(2018版)[J]. 中国肿瘤, 2019, 28(1): 26-38.

[7] Mercante G, Gabrielli E, Pedroni C, et al. CT cross-sectional imaging classification system for substernal goiter based on risk factors for an extracervical surgical approach[J]. Head Neck, 2011, 33(6): 792-799.

[8] 武欣欣, 贾传亮, 姚尧, 等. 胸骨后甲状腺肿手术入路选择及诊疗回顾性分析[J]. 中国耳鼻咽喉头颈外科, 2021, 28(11): 679-683.

[9] Fan T, Wang G, Mao B, et al. Prophylactic administration of parenteral steroids for preventing airway complications after extubation in adults: meta-analysis of randomised placebo controlled trials[J]. BMJ, 2008, 337: a1841.

[10] Lenders JW, Duh QY, Eisenhofer G, et al. Pheochromocytoma and paraganglioma: an endocrine society clinical practice guideline[J]. J Clin Endocrinol Metab, 2014, 99(6): 1915-1942.

[11] Challis BG, Casey RT, Simpson HL, et al. Is there an optimal preoperative management strategy for phaeochromocytoma/paraganglioma[J]? Clin Endocrinol (Oxf), 2017, 86(2): 163-167.

[12] 中华医学会麻醉学分会专家组. 肾上腺糖皮质激素在围术期应用的专家共识[J]. 临床麻醉学杂志, 2013, 29(2): 200-204.

[13] 中华医学会麻醉学分会. 中国麻醉学指南与专家共识(2017版)[M]. 北京：人民卫生出版社, 2017.

第六章

消化系统功能术前评估

第一节 肝脏疾病

一、肝脏疾病患者术前评估注意事项

（1）术前应评估肝功能以确定能否耐受手术。

（2）急性重型肝炎可能导致围手术期肝功能损伤加重，甚至肝衰竭，建议推迟。

（3）有严重低蛋白血症或贫血等并发症的患者，应积极治疗后再手术。

（4）慢性肝病患者手术中的最大问题之一是凝血机制异常，与其常合并胃肠道功能异常、维生素 K 吸收不全所致的肝脏合成凝血因子 Ⅱ、Ⅶ、Ⅸ、Ⅹ 不足有关，术前必须重视。

（5）轻度肝功能不全患者麻醉和手术的耐受力受影响不大。

（6）中度肝功能不全或濒于失代偿时，对麻醉和手术的耐受力显著减退，术后容易出现腹水、黄疸、出血、切口裂开、无尿，甚至昏迷等严重并发症。因此，手术前需经过较长时间的准备，方允许施行择期手术。

（7）重度肝功能不全如晚期肝硬化，常并存严重营养不良、消瘦、贫血、低蛋白血症、大量腹水、凝血机制障碍、全身出血或肝昏迷前期肝性脑病等征象，手术危险性极高。由于人血白蛋白水平对药效学、药代动力学、胶体渗透压存在较大影响，应严格执行中、大型手术术前低蛋白纠正标准，减少围手术期并发症发生。

二、肝硬化患者的肝功能损害程度评分

肝硬化患者可以应用 Child-Pugh 评分进行评估：该评分系统综合了与肝脏功能相关的临床及生化指标，由白蛋白（合成功能）、胆红素（排泄功能）、凝血酶原时间（合成功能）、腹水（门静脉高压）和肝性脑病（门体分流）等指标构成，系统的构成和评分标准见表 6.1。Child-Pugh 评分是判断肝硬化患者预后较为可靠的半定量方法。Child-Pugh A 级代表肝脏功能代偿，其 1 年内

发生肝功能衰竭相关病死率＜5%；Child-Pugh B 级代表肝脏功能失代偿，其 1 年内发生肝功能衰竭相关病死率为 20%；Child-Pugh C 级代表肝脏功能严重失代偿，其 1 年内发生肝功能衰竭相关病死率为 55%。Child-Pugh 评分是最常用于判断和选择适合肝切除患者的评分系统。Child-Pugh B 和 C 级肝硬化患者的手术并发症和病死率显著高于 Child-Pugh A 级者；Child-Pugh B 级只允许行小量肝切除，Child-Pugh C 级是肝切除手术的禁忌证。

表 6.1　Child-Pugh 评分标准

临床生活指标	1 分	2 分	3 分
肝性脑病	无	1~2 期	3~4 期
腹水	无	轻	中重度
血清总胆红素（μmol/L）	＜34	34~51	＞51
人血白蛋白（g/L）	＜35	28~35	＜28
凝血酶原时间延长（s）	＜4	4~6	＞6

评分解读：A 级为 5~6 分，手术风险低；B 级为 7~9 分，手术风险中等；C 级为 10~15 分，手术风险高。

第二节　胃肠道疾病

一、应激性溃疡

65 岁以上接受中、大型手术的老年患者围手术期易并发应激性溃疡，建议术前仔细询问是否有消化性溃疡病史及近期是否服用可能导致消化道出血的药物，严防围手术期应激性溃疡的发生。

由于手术创伤以及其他因素（机械通气、入住重症监护病房等）会增加应激性黏膜损伤的风险，围手术期使用 H_2 受体拮抗剂（西咪替丁、奥美替丁、唑替丁、比芬替丁等）或质子泵抑制剂（PPI）（奥美拉唑、兰索拉唑、泮托拉唑、雷贝拉唑和艾司奥美拉唑等）抑制胃酸生成可减少黏膜损伤的发生。PPI 及 H_2 受体拮抗剂与常用麻醉药物无明显相互作用。建议长期使用 H_2 受体拮抗剂或 PPI 的患者于围手术期继续使用。但是不建议所有手术都应用 H_2 受体拮抗剂或 PPI 预防应激性黏膜损伤，能选择口服的患者避免静脉使用该类药物。

二、反流误吸

疼痛、近期损伤、禁食时间不足、糖尿病、肥胖或应用麻醉性镇痛药、β

肾上腺素能药物或抗胆碱药等，均可使胃内容物排空延迟，或改变食管下括约肌张力，会增加误吸的机会。食管裂孔疝患者是误吸高危人群，其"烧心"症状往往比食管裂孔疝本身更具有诊断意义。

三、膈 疝

1. 膈肌的解剖和发育

膈肌呈帽状，由肌肉和腱膜构成，将胸腹腔分隔，有神经、血管支配。膈肌病变时可影响肺的通气功能并引起呼吸困难。此外，膈下有胃肠和肝脏等器官，膈病变可涉及这些器官并引起消化道症状。膈肌受膈神经的支配，膈中央部的病变可表现为下部胸痛和肩痛。

2. 膈疝的分型

膈疝一般分为先天性和后天性。

（1）先天性膈疝主要为膈肌发育不全所致，婴幼儿多见，一般年龄＜4岁，基本上因出现呼吸系统及消化系统症状而就诊。

（2）后天性疝主要为创伤性膈疝和食管裂孔疝。

- 创伤性膈疝是由于闭合性或开放性胸腹损伤所致。创伤性膈疝常因患者在直接或间接的暴力作用下，使胸腹腔产生较大的压力差而引起膈肌撕裂。当腹部受到暴力挤压时，胸腹腔压力差可增大至正常平静呼吸的10倍以上，从而引起膈肌撕裂。创伤性膈疝亦可由锐器直接刺破膈肌而形成。创伤性膈疝也包括手术所致的医源性损伤（图6.1）。医源性膈疝主要由于食管、胃底、肝

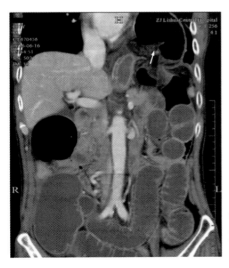

图 6.1 结肠镜检查导致的医源性膈疝的CT扫描图（箭头所示为左侧膈疝）

图片引自：Liu S, Dai M, Ye B, et al. Diaphragmatic hernia as a rare complication of colonoscopy: ase report and literature review[J]. Medicine (Baltimore),2018,97(3):e9660.

及脾等手术造成。

• 食管裂孔疝占后天性膈疝的 90% 左右，分型见表 6.2。食管裂孔疝患者是发生误吸的高危人群。

（3）膈疝双侧均可发生，以左侧多见，左侧多见的原因与膈肌胚胎发育、腹部脏器及膈肌的解剖有密切关系。左膈孔多，同时膈下没有较大的实质性脏器保护。

表 6.2　食管裂孔疝的分型

分型	名称	临床表现
Ⅰ型	滑动型食管裂孔疝	食管胃连接部迁移至膈肌上方。胃保持其正常的形态，胃底低于食管胃连接部
Ⅱ型	食管旁疝	食管胃连接部保持在其正常的解剖位置，一部分胃底通过膈肌裂孔食管旁疝入胸腔
Ⅲ型	Ⅰ型和Ⅱ型的混合型疝	食管胃连接部和胃底一起通过食管裂孔疝入胸腔，食管胃连接部和胃底均位于膈肌以上
Ⅳ型		除了胃以外，还有腹腔内其他脏器（如大网膜、结肠或小肠）在疝囊内

第三节　术前营养状况

一、营养状态评估

营养状态是影响患者术后恢复的关键因素，因此围手术期的营养状态评估十分重要，尤其是针对肿瘤患者和低体重患者。评估发现存在营养不良风险的患者，可针对性地给予干预，改善营养状态。目前针对患者的营养状态评估尚缺乏全面系统的方法，通常是通过体视学指标、实验室检查进行综合性评估：体视学指标包括 BMI、臂肌围、肱三头肌皮褶厚度和机体组成测定等；实验室检查包括人血白蛋白（ALB）、前白蛋白（PAB）、转铁蛋白（TRF）等。营养风险筛查（NRS）2002 是最常用的综合评估方法（表 6.3），当评分 ≥ 3 分时表明存在营养不良风险。术前 ALB < 35 g/L（即低白蛋白血症）是死亡、并发症、伤口感染的独立危险因素，应给予足够的重视。对于营养不良的高龄患者，建议考虑术前营养支持 2 周以上。

表 6.3　营养风险筛查 2002

评分	内容
A. 营养状态受损评分（取最高分）	
1 分（任一项）	近 3 个月体重下降＞5%
	近 1 周内进食量减少＞25%
2 分（任一项）	近 2 个月体重下降＞5%
	近 1 周内进食量减少＞50%
3 分（任一项）	近 1 个月体重下降＞5%
	近 1 周内进食量减少＞75%
	体重指数＜18.5 kg/m^2 及一般情况差
B. 疾病严重程度评分（取最高分）	
1 分（任一项）	一般恶性肿瘤、髋部骨折、长期血液透析、糖尿病、慢性疾病（如肝硬化、慢性阻塞性肺疾病）
2 分（任一项）	血液恶性肿瘤、重症肺炎、腹部大型手术、脑卒中
3 分（任一项）	重症颅脑损伤、骨髓移植、重症监护、急性生理与慢性健康评分（APACHE Ⅱ）＞10 分
C. 年龄评分	
1 分	年龄≥70 岁

注：营养风险筛查评分为 A+B+C，如果患者的评分≥3 分，则提示患者存在营养风险。

拓展阅读

[1] 中华医学会麻醉学分会. 中国麻醉学指南与专家共识（2020 版）[M]. 北京：人民卫生出版社, 2022.

[2] 董家鸿, 郑树森, 陈孝平, 等. 肝切除术前肝脏储备功能评估的专家共识 (2011 版)[J]. 中华消化外科杂志, 2011, 10(1): 20–25.

[3] Kavic SM, Segan RD, George IM, et al.Classification of hiatal hernias using dynamic three-dimensional reconstruction[J]. Surg Innov, 2006, 13(1): 49–52.

[4] 张成, 李俊生, 克力木, 等. 2013 年美国胃肠内镜外科医师协会食管裂孔疝诊疗指南解读（一）[J]. 中华胃食管反流病电子杂志, 2015, (1): 6–9.

[5] Mueller C, Compher C, Ellen DM. American Society for Parenteral and Enteral Nutrition (A.S.P.E.N.) Board of Directors. A. S. P. E. N. clinical guidelines: Nutrition screening, assessment, and intervention in adults[J]. JPEN J Parenter Enteral Nutr, 2011, 35(1): 16–24.

[6] 许静涌, 杨剑, 康维明, 等. 营养风险及营养风险筛查工具营养风险筛查 2002 临床应用专家共识 (2018 版)[J]. 中华临床营养杂志, 2018, 26(3): 131–135.

[7] Adogwa O, Martin JR, Huang K,et al. Preoperative serum albumin level as a predictor of postoperative complication after spine fusion[J]. Spine (Phila Pa1976), 2014, 9(18): 1513–1519.

[8] Liu S, Dai M, Ye B,et al. Diaphragmatic hernia as a rare complication of colonoscopy: Case report and literature review[J]. Medicine (Baltimore), 2018, 97(3): e9660.

# 第七章

肾脏系统功能术前评估

第一节 急性肾功能不全

一、急性肾损伤的诊断

急性肾损伤定义为不超过 3 个月的肾脏功能或结构方面的异常，包括血、尿、组织检测或影像学方面的异常（表 7.1）。凡符合以下任意一条，即可诊断为急性肾损伤：① 48 h 内血清肌酐（Scr）升高值 ≥ 26.5 μmol/L；② 7 d 内血清肌酐上升至 ≥ 1.5 倍基线值；③ 连续 6 h 尿量 < 0.5 mL/（kg·h）。

表 7.1 急性肾损伤分级标准

分级	血清肌酐	尿量
1 级	1.5~1.9 倍基线值，或升高值 ≥ 26.5 μmol/L	连续 6~12 h 尿量 < 0.5 mL/（kg·h）
2 级	2.0~2.9 倍基线值	连续 12 h 以上尿量 < 0.5 mL/（kg·h）
3 级	≥ 3.0 倍基线值，或升高值 ≥ 353.6 μmol/L，或开始行肾脏替代治疗，或年龄 < 18 岁患者估算肾小球滤过率 < 35 mL/（min·1.73 m²）	连续 24 h 以上尿量 < 0.3 mL/（kg·h）或无尿 12 h

二、急性肾损伤的分级

急性肾损伤的分级对于诊断、治疗及预后具有积极意义。分级越高，患者越需行肾脏替代治疗，病死率也随之增加。如果血清肌酐和尿量分级不一致，应采纳较高的分级。

第二节 慢性肾脏病

慢性肾脏病是以肾脏结构异常和功能逐渐丧失为特征的慢性非感染性疾病（表 7.2）。

表 7.2　慢性肾脏病的 GFR 分期

分期	GFR[mL/(min·1.73 m^2)]	描述
G1 期	≥ 90	正常或偏高
G2 期	60~89	轻度下降
G3a 期	45~59	轻 – 中度下降
G3b 期	30~44	中 – 重度下降
G4 期	15~29	重度下降
G5 期	< 15	肾衰竭

GFR：肾小球滤过率。

一、慢性肾脏病的定义和分期

肾损伤（肾脏结构或功能异常）＞ 3 个月，伴或不伴肾小球滤过率（GFR）降低，表现为下列异常之一：①有组织病理学检查异常；②有肾损伤指标，包括血、尿检查异常，或影像学检查异常；③ GFR ＜ 60 mL/(min·1.73 m^2)，时间＞ 3 个月。肾损伤标志（满足以下一项或多项）：①微量白蛋白尿，即微量白蛋白排泄率≥ 30 mg/24 h，或尿微量白蛋白与肌酐比值（ACR）≥ 30 mg/g（≥ 3 mg/mmol）；②尿沉渣检测异常；③肾小管功能紊乱导致的电解质及其他异常；④组织学检查异常；⑤影像学检查结构异常；⑥肾移植病史。

第三节　合并肾脏疾病患者的术前注意事项

（1）肾脏疾病患者术前需积极纠正高钾或严重代谢性酸中毒后，才能行择期手术。

（2）术前评估残余肾功能是否能耐受手术。

（3）尿毒症透析患者行高风险手术前应进行透析治疗。

（4）围手术期慎用肾毒性药物及造影剂等，或请肾脏专科医生共同评估，以降低术后发生肾衰竭的风险。

（5）对于慢性肾衰竭和急性肾病患者，原则上禁忌任何择期手术，但在人工肾透析的前提下，肾衰竭已经不是择期手术的绝对禁忌。

第四节　肾癌伴静脉癌栓

一、肾癌伴静脉癌栓的诊断

1. 症状与体征

肾癌伴静脉癌栓可有血尿、腰痛及腹部包块三联征中的一个或多个症状。当癌栓造成下腔静脉完全阻塞，特别是堵塞肝静脉时，可出现下肢水肿、腹水、肝脏增大、肾功能受损和黄疸等布-加综合征的表现（图 7.1，图 7.2）。

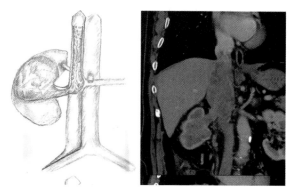

图 7.1　右肾癌与下腔静脉内的肿瘤栓塞

图片引自：Liu Z, Li Y, Zhao X, et al. Renal cell carcinoma with tumor thrombus growing against the direction of venous return: an indicator of complicated surgery and poor prognosis[J]. BMC Surg, 2021, 21(1):443.

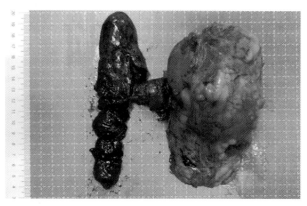

图 7.2　左肾癌伴下腔静脉癌栓术后

2. 影像学检查

通过泌尿系统 CT 平扫及增强扫描检查进行肾癌的临床分期及静脉癌栓的 Mayo 分级。静脉癌栓在 CT 等影像学检查上可表现为血管内的充盈缺损、肾静脉和下腔静脉管腔直径增大。

下腔静脉 MRI 平扫及增强检查可提示癌栓长度、癌栓是否侵犯下腔静脉壁等。相对于 CT 检查，MRI 检查更易鉴别癌栓和血栓。

二、肾癌伴静脉癌栓的分级

较常用的分级方法是 Mayo 分级（表 7.3；图 7.3）。不同的 Mayo 分级对应不同的手术策略。

表 7.3　肾癌癌栓的 Mayo 分级方法

分级	癌栓生长情况
0 级	癌栓局限在肾静脉内
Ⅰ 级	癌栓侵入下腔静脉内，癌栓顶端距肾静脉开口处 ≤ 2cm
Ⅱ 级	癌栓顶端距肾静脉开口处 > 2 cm，在肝静脉水平以下
Ⅲ 级	癌栓生长达肝静脉水平、膈肌以下
Ⅳ 级	癌栓侵入膈肌以上下腔静脉内

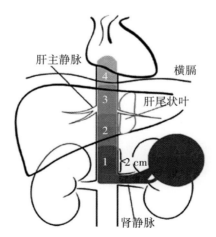

图 7.3　肾癌癌栓的 Mayo 分级方法

三、肾癌伴静脉癌栓术前是否放置下腔静脉滤网？

放滤网的目的是捕获术中脱落的癌栓，从而预防严重肺栓塞的发生，但滤网本身会增加手术取栓时的复杂性，在阻断癌栓上方的下腔静脉时增加手术难度。癌症患者的高凝状态可导致在滤网上重新形成血栓，增加围手术期发生并发症可能性，故不推荐常规放置。

拓展阅读

[1] Khwaja A.KDIGO clinical practice guidelines for acute kidney injury[J].Nephron Clin Pract, 2012, 120(4): c179–c184.

[2] KDIG Outcomes. KDIGO clinical practice guideline for the evaluation and management of chronic kidney disease[J].Kidney Int Suppl,2012,120(4):c179–c184.

[3] 急性肾损伤专家共识小组. 急性肾损伤诊断与分类专家共识 [J]. 中华肾脏病杂志, 2006, 22(11): 661–663.

[4] 中华医学会麻醉学分会. 中国麻醉学指南与专家共识（2020 版）[M]. 北京：人民卫生出版社, 2022.

[5] 中国医师协会器官移植医师分会, 中华医学会器官移植学分会肝移植学组. 中国肝移植受者肾损伤管理专家共识(2017 版)[J]. 中华消化外科杂志, 2017, 16(4): 319–326.

[6] Blute ML,Leibovich BC,Lohse CM,et al.The Mayo Clinic experience with surgical management, complications and outcome for patients with renal cell carcinoma and venous tumour thrombus[J]. BJU Int, 2004, 94: 33–41.

[7] Liu Z, Li Y, Zhao X, et al. Renal cell carcinoma with tumor thrombus growing against the direction of venous return: an indicator of complicated surgery and poor prognosis[J]. BMC Surg, 2021, 21(1): 443.

第八章

血液及凝血系统功能术前评估

第一节 输血指征

一、输红细胞

1. 红细胞制品

浓缩红细胞、红细胞悬液、洗涤红细胞、少白细胞红细胞、冰冻红细胞。

2. 作 用

增强携氧、运氧能力。

3. 输入指征

通常血红蛋白＞100 g/L 的患者在围手术期不需要输红细胞，但在下列情况应考虑输入：

（1）血红蛋白＜70 g/L，尤其在急性失血时。

（2）术前有症状的难治性贫血患者。

（3）铁剂、叶酸和维生素 B_{12} 治疗无效者。

（4）术前心肺功能不全和代谢率增高的患者。

（5）心脏病患者（充血性心力衰竭、心绞痛），心功能Ⅲ~Ⅳ级，应保持血红蛋白＞100 g/L，以保证足够的氧输送。

（6）血红蛋白为 70~100 g/L，是否输入红细胞取决于：患者心肺功能代偿情况，有无代谢率增高及有无进行性出血。

二、输血小板

1. 血小板制品

包括手工分离浓缩血小板、机器单采浓缩血小板。

2. 作 用

补充血小板，止血。

3. 输入指征

血小板计数 > 100×10^9/L，不建议输入血小板。下列情况时可考虑输入：

（1）术前血小板计数 < 50×10^9/L，经实验室检查证实血小板功能低下且有出血倾向者。

（2）血小板为（50~100）× 10^9/L 时，是否输入取决于：术中出（渗）血是否不可控制；腔隙内手术有继续出（渗）血可能；其他相关因素，如肾衰竭、肝衰竭等。

三、输血浆

1. 血浆制品

包括新鲜冰冻血浆（FFP）、新鲜液体血浆、冰冻血浆。

2. 作　用

补充凝血因子。

3. 输入指征

维持 30% 凝血因子浓度或不稳定凝血因子仅需维持 5%~20%，就可以达到正常凝血状况。下列情况可考虑输入血浆：

（1）凝血酶原时间（PT）或活化部分凝血活酶时间（APTT）> 正常 1.5 倍或 INR > 2.0，创面弥漫性渗血。

（2）患者急性大出血输入大量库存全血或浓缩红细胞（出血量或输血量相当于患者自身血容量）。

（3）病史或临床表现有先天性或获得性凝血功能障碍。

（4）紧急对抗华法林的抗凝作用（FFP：5~8 mL/kg）。

四、输冷沉淀

1. 作　用

补充纤维蛋白原和（或）凝血因子Ⅷ。

2. 输入指征

纤维蛋白原浓度 > 150 mg/dL，一般不输注冷沉淀。以下情况应考虑输入：

（1）存在严重伤口渗血且纤维蛋白原浓度 < 80~100 mg/dL。

（2）存在严重伤口渗血且已大量输血，无法及时测定纤维蛋白原浓度。

（3）儿童及成人轻型血友病 A、血管性血友病患者。

（4）纤维蛋白原缺乏症及凝血因子Ⅷ缺乏症患者。

（5）纤维蛋白原浓度为 100~150 mg/dL，应根据伤口渗血及出血情况决定补充量。

第二节　静脉血栓栓塞症

一、静脉血栓栓塞症

静脉血栓栓塞症（VTE）包括深静脉血栓形成（DVT）和肺血栓栓塞症（PTE），是同一种疾病在不同阶段的临床表现。抗凝治疗是 VTE 治疗的基础，抗凝疗程不足可致 VTE 复发。无诱因及恶性肿瘤相关的 VTE 是复发的高危因素。对于 VTE 患者，建议在完成 3 个月抗凝治疗后择期进行外科手术。

1. 深静脉血栓形成的诊断方法

（1）实验室检查：D-二聚体，其阴性结果一般可作为排除急性 VTE 的依据，但 D-二聚体升高需要结合临床情况分析。

（2）影像学检查：下肢静脉彩色多普勒超声，其灵敏度和准确性均较高。

2. 肺栓塞的诊断

确诊需要肺动脉影像学检查结果，如 CT 肺动脉造影（CTPA）、磁共振血管成像（MRA）或数字减影血管造影（DSA）。

二、外科手术患者 VTE 风险评估

准确评估外科手术患者 VTE 发生风险并给予恰当的预防措施，可以降低 VTE 发生率及相关的病死率。推荐 Caprini 风险评估模型（表 8.1）用于外科手术患者的 VTE 风险评估，按照不同 Caprini 评估分值将术后 VTE 发生风险分为：极低危（0 分）、低危（1~2 分）、中危（3~4 分）、高危（≥ 5 分）。

三、下肢静脉滤器置入指征

（1）抗凝绝对禁忌证的 VTE 患者或抗凝过程中发生 VTE 的患者。

（2）下肢远端多条静脉血栓。

（3）近端深静脉血栓无法进行抗凝溶栓治疗，且近期手术。

（4）髂静脉或下腔静脉内存在漂浮血栓者。

（5）抗凝状态下血栓继续蔓延。

（6）下腔静脉滤器（IVCF）长期放置可使下肢 DVT 发生率增高，术前尽量使用临时性下腔静脉滤器（过滤网）以减少并发症的发生。

表 8.1　手术患者 VTE 风险评估表（Caprini 评分表）

1 分	2 分	3 分	5 分
年龄 41~60 岁	年龄 61~74 岁	年龄 ≥75 岁	脑卒中（<1 个月）
小型手术	关节镜手术	VTE 史	择期关节置换术
体重指数 >25 kg/m²	大型开放手术（>45 min）	VTE 家族史	髋、骨盆或下肢骨折
下肢肿胀	腹腔镜手术（>45 min）	凝血因子 V 莱登突变	急性脊髓损伤（<1 个月）
静脉曲张	恶性肿瘤	凝血酶原 G20210A 突变	
妊娠或产后	卧床 >72 h	狼疮抗凝物阳性	
不明原因或习惯性流产史	石膏固定	抗心磷脂抗体阳性	
口服避孕药或激素替代疗法	中央静脉通路	血清同型半胱氨酸升高	
感染中毒症（<1 个月）		肝素诱导的血小板减少症	
严重肺病，包括肺炎（<1 个月）		其他先天性或获得性血栓形成倾向	
肺功能异常			
急性心肌梗死			
充血性心力衰竭（<1 个月）			
炎症性肠病史			
卧床患者			

VTE：静脉血栓栓塞症。

第三节　应用抗血栓药物患者的区域麻醉

一、处理总则

应用抗凝或抗血小板药（抗血栓治疗）患者拟实施区域麻醉与镇痛管理时，应注意遵循以下原则。

（1）衡量患者基础疾病是否必须行抗血栓治疗：如果不继续使用该类药物，引起血栓栓塞的风险是否会对患者预后产生严重影响，由此决定继续现有治疗方案或使用桥接方案。

（2）抗凝及抗血小板治疗是否增加外科手术的出血风险：如果为低出血风险手术，可以不考虑抗血栓药物引起的出血风险；如果为高出血风险手术或闭合腔隙手术（如眼底手术、颅内手术、经尿道前列腺切除术）应重视出血风险，以及出血引起闭合腔隙内压力增高而导致的后续问题。

（3）判断抗凝及抗血小板药对麻醉可能产生的影响：出血可使神经压迫、失血性休克等一系列并发症发生风险增高，麻醉医生需根据手术类型及患者基础疾病、抗血栓用药方案选择合适的麻醉方式。

（4）针对特殊患者，围手术期抗血栓治疗方案应由心内科、血液科、药剂科、外科及麻醉科等多学科医生共同讨论制订。

二、椎管内血肿致神经损伤的发病率及危险因素

椎管内血肿是围手术期使用抗凝药物时需要重点考虑的严重并发症之一（图8.1）。严重的椎管内血肿定义为椎管内出血并引起脊髓神经功能障碍症状，是蛛网膜下腔或硬膜外麻醉罕见但可能导致灾难性后果的并发症。最常见的血肿出现在硬膜外腔，这可能与硬膜外静脉丛血管丰富有关。以下因素会增加椎管内血肿的发生率：接受静脉或皮下（普通或低分子量）肝素治疗者；接受血管外科手术时静脉给予肝素者；凝血功能障碍或血小板减少症患者，椎管内麻醉前后使用抗血小板药（阿司匹林、吲哚美辛、噻氯匹定）、口服抗凝剂（苯丙香豆素）、溶栓剂（尿激酶）或葡聚糖治疗者；椎管内麻醉穿刺置管困难者；脊髓或脊柱相关结构存在异常者；高龄患者等。上述因素可能存在相加或协同作用，多种因素并存的患者风险增加。

患者可能在硬膜外导管拔出后立即出现椎管内血肿。严重的椎管内血肿表现为感觉或运动功能障碍（68%的患者）或肠道/膀胱功能障碍（8%的患者）

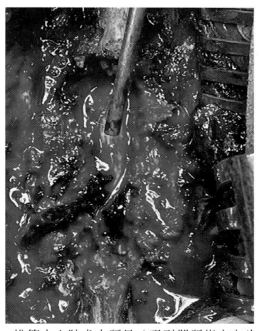

图 8.1（见彩插） 椎管内血肿术中所见（吸引器所指方向为椎管内的血凝块）

等神经系统损害症状，而不是严重的神经根性疼痛。合并神经系统损害的椎管内血肿患者如果神经功能障碍出现 8 h 内接受椎板切除及减压手术，则脊髓功能可能恢复正常，否则预后较差。因此，预防椎管内血肿的发生，并连续监测高风险患者的神经功能并予以及时处理至关重要。

三、阻滞部位的出血风险

按阻滞部位考虑，区域麻醉操作时出血及血肿形成风险由高到低依次为：留置导管的硬膜外麻醉、单次硬膜外麻醉、蛛网膜下腔麻醉、椎旁神经阻滞（椎旁神经阻滞、腰丛神经阻滞、颈深丛阻滞）、深层神经阻滞（近端坐骨神经阻滞等）、浅表血管周围神经阻滞（股神经阻滞、腋路臂丛神经阻滞等）、筋膜神经阻滞（髂腹股沟神经阻滞、髂腹下神经阻滞、腹横肌平面阻滞等）、浅表神经阻滞（颈浅丛阻滞等）。留置导管技术较单次阻滞风险更高，同时要重视移除导管时可能出现血肿的风险。由经验丰富的麻醉科医生施行超声引导下的区域麻醉，可降低穿破血管的风险。

四、区域麻醉前常用抗血栓药物的停用和再次用药时间（表8.2）

表8.2 区域阻滞穿刺/置管或拔除操作时抗血栓药物的停药及恢复时间

药物	穿刺/置管或拔管前停药时间	穿刺/置管或拔管后恢复用药时间	手术后是否保留置管	操作前实验室检查
普通肝素（静脉）	4~6 h，且凝血功能正常；合并其他凝血疾病不建议进行区域阻滞	1 h	可保留置管，术后监测运动功能，并尽量降低局部麻醉药物浓度	PLT（若治疗＞4 d）
普通肝素（皮下）	低剂量预防（≤15 000 U/d）：4~6 h，或评估凝血功能；拔管：4~6 h；高剂量预防（＞15 000 U/d且≤20 000 U/d）：12 h，并评估凝血功能；治疗剂量（单次剂量＞10 000 U或＞20 000 U/d）：24 h，并评估凝血功能	1 h	低剂量（≤15 000 U/d）可保留置管；高剂量（单次剂量＞5000 U或＞15 000 U/d）时无明确意见，建议权衡利弊决定是否保留置管，并且降低局部麻醉药物浓度，保留感觉和运动功能，进行神经功能监测	APTT、ACT、PLT
低分子量肝素（预防剂量，依诺肝素＜60 mg/d）	12 h	穿刺/置管后12h，拔管后4h	可保留置管；1次/天：术后第2次低分子量肝素距离术后第1次至少24 h；2次/天：建议在术后给予低分子量肝素前拔除置管	PLT（若治疗＞4 d）

续表

药物	穿刺/置管或拔管前停药时间	穿刺/置管或拔管后恢复用药时间	手术后是否保留置管	操作前实验室检查
低分子量肝素[治疗剂量,依诺肝素1.5 mg/(kg·d),达肝素200 U/(kg·d),亭扎肝素175 U/(kg·d)]	24 h	穿刺/置管后24 h,且拔管后4 h	建议在术后首次给药前拔除置管	PLT（若治疗>4 d）
阿司匹林	无要求	无要求	可保留置管	
氯吡格雷	5~7 d	若给予负荷量,置管拔除后6 h；若不给予负荷剂量,无时间要求	可以保留1~2 d,同时恢复用药时不给予负荷剂量	
普拉格雷	7~10 d	若给予负荷量,置管拔除后6 h；若不给予负荷剂量,无时间要求	不建议保留置管	
替格瑞洛	5~7 d	若给予负荷量,置管拔除后6 h；若不给予负荷剂量,无时间要求	不建议保留置管	
华法林	穿刺/置管：至少5 d且INR正常； 拔管：恢复口服华法林后12~24 h,INR<1.5		保留置管期间监测INR及神经功能,降低用药浓度；1.5<INR<3,保留置管患者建议谨慎观察；INR>3,保留置管患者建议停药或减量	每日监测INR

续表

药物	穿刺/置管或拔管前停药时间	穿刺/置管或拔管后恢复用药时间	手术后是否保留置管	操作前实验室检查
达比加群酯	穿刺/置管：72 h（肌酐清除率＞80 mL/min）；96 h（肌酐清除率50~79 mL/min）；120 h（肌酐清除率30~49 mL/min）；不建议操作（肌酐清除率＜30 mL/min）；拔管：34~36 h[a]	6 h	推荐：术后恢复首次口服用药前6 h拔除置管	TT、APTT
利伐沙班	穿刺/置管：72 h；拔管：22~26 h[a]	6 h	推荐：术后恢复首次口服用药前6 h拔除置管	抗Xa因子活性
阿哌沙班	穿刺/置管：72 h；拔管：26~30 h[a]	6 h	推荐：术后恢复首次口服用药前6 h拔除置管	抗Xa因子活性
艾多沙班	穿刺/置管：72 h；拔管：20~28 h	6 h	推荐：术后恢复首次口服用药前6 h拔除置管	抗Xa因子活性

PLT：血小板计数；APTT：活化部分凝血活酶时间；ACT：激活凝血时间；INR：国际标准化比值；TT：凝血酶时间。

a：意外置管后，拔除置管前需停药时间，若提前拔管需进行抗Xa因子活性检测。

五、手术及椎管内麻醉对凝血指标的要求（表 8.3）

表 8.3　手术及椎管内麻醉对凝血指标的要求

实验室检查	正常值	低危	需进一步个体评估	避免手术及椎管内麻醉的实施
INR	0.8~1.2	≤ 1.4	1.41~1.7	≥ 1.7
APTT	28~42 s	正常值上限	超过正常值 1~4 s	超过正常值 4 s
PLT	（125~350）× 10^9/L	> 80 × 10^9/L	（50~80）× 10^9/L	≤ 50 × 10^9/L

INR：国际标准化比值；APTT：活化部分凝血活酶时间；PLT：血小板计数。

六、血液系统疾病与区域阻滞麻醉的实施（表 8.4）

表 8.4　血液系统疾病与区域阻滞麻醉的实施

疾病种类	术前准备合格标准
血友病及相关凝血障碍	对于未纠正的凝血障碍，应请血液科会诊，补充凝血因子纠正凝血障碍，术前 48 h 需测定缺乏的凝血因子水平
	拟行较大型手术前，应将凝血因子Ⅷ活性提高至正常水平的 60%，心血管、颅内手术应提高至 > 100%；凝血因子Ⅸ活性应达到正常水平的 60% 以上，老年骨折手术推荐执行心血管、颅内手术术前准备标准
	禁忌外周神经阻滞和椎管内麻醉，但有维持正常凝血因子Ⅷ成功行区域阻滞的案例，需视病情及手术等综合因素确定
血小板异常	术前补充血小板至 > 50 × 10^9/L，对于大型手术及有出血倾向的患者选用全身麻醉。一般认为特发性血小板减少性紫癜或单纯血小板减少等确定血小板功能正常且无自发出血倾向的患者，血小板计数 > 80 × 10^9/L 可行区域阻滞麻醉
贫血	根据贫血病因对症治疗至病情稳定，对血红蛋白为 80~100 g/L 的患者，围手术期根据患者心肺代偿功能、出血情况、有无代谢率升高等因素决定是否输血。对于存在缺血性心脏病的患者，应输血使血细胞比容达到 29%~34%；对于血红蛋白 < 80 g/L，术前有症状的难治性贫血（铁剂、叶酸和维生素 B_{12} 治疗无效、心功能Ⅲ~Ⅳ级）、血红蛋白低于 80 g/L 并伴有胸痛或直立性低血压等症状的患者，须输血治疗
白血病	白血病患者谨慎行择期手术，必要时请血液科协助诊治
红细胞增多症、淋巴瘤、溶血性疾病等其他疾病	请相关科室协助会诊

七、抗血小板或抗凝血治疗患者周围神经阻滞实施注意事项

（1）深部外周神经阻滞，穿刺部位靠近无法压迫的大血管，应参照椎管内阻滞的停药时间。

（2）腰丛阻滞存在发生腹膜后血肿和死亡的报道。

（3）周围神经阻滞出血的危险高于阻滞相关神经并发症。

（4）超声应用可能更有优势，但不能完全避免穿刺出血及血肿的发生。

（5）及时发现潜在的出血、血肿、神经压迫，并采取相应的处理措施。

第四节 抗血栓药物分类

抗血栓药物是指用于预防血栓形成和治疗已形成血栓的药物。根据作用不同可分成3类：①抗凝药物，抑制凝血过程；②抗血小板药，抑制血小板聚集；③纤维蛋白溶解药，通过诱导纤维蛋白降解使已经形成的血栓溶解。

一、抗凝药物

1. 维生素 K 拮抗剂（VKA）

华法林是 VKA 中最常用的一种，其治疗剂量区间较狭窄且具有明显的个体差异。临床抗凝治疗中需进行抗凝强度监测，以国际标准化比值（INR）为监测指标，控制 INR 在 2.0~3.0。

2. 非维生素 K 拮抗剂直接抗凝药

这类药物包括直接凝血酶抑制剂和直接 Xa 因子抑制剂。其中达比加群酯、阿哌沙班、艾多沙班、利伐沙班是目前临床上常用的直接口服抗凝药，又称非维生素 K 拮抗剂类口服抗凝剂（NOAC）。

3. 间接凝血酶抑制剂（肝素、低分子量肝素、磺达肝癸钠）

常见药物包括普通肝素（UFH）、低分子量肝素（LMWH）和磺达肝癸钠。LMWH 主要用于长效抗凝药物的停药后桥接治疗。常用的 LMWH 包括依诺肝素、达肝素、亭扎肝素等。

二、抗血小板药

1. 环氧合酶抑制剂（阿司匹林）

环氧合酶抑制剂不可逆地抑制环氧合酶 1（COX-1），在高剂量时也可抑

制环氧合酶2（COX-2），后者是合成花生四烯酸类产物（包括前列腺素H_2和血栓烷A_2）的关键限速酶。阿司匹林对COX-1和COX-2的抑制作用持久，可持续整个血小板的寿命周期，约7~10 d。阿司匹林有效且不可逆的作用特点，使其成为缺血性脑卒中和心肌梗死的二级预防用药。然而，大约有1/3的患者在单独使用阿司匹林治疗的过程中仍然出现了血栓性并发症，因此高危患者可采用双联抗血小板药进行治疗。

2. P2Y12受体拮抗剂（氯吡格雷、普拉格雷、替格瑞洛、坎格瑞洛）

P2Y12受体位于血小板表面，通过结合二磷酸腺苷（ADP）促使血小板聚集而发挥凝血作用。暴露于氯吡格雷和普拉格雷的血小板凝血活性在剩余寿命周期都受到影响，因而血小板功能的恢复速率同血小板的更新速度一致，通常需要7~10 d。替格瑞洛的抑制作用具有可逆性，停药后抗血小板效应在3~5 d消失。坎格瑞洛在停止输注的1 h内血小板功能可恢复到正常水平，此药代动力学特性使其成为围手术期停用长效抗血小板药后可选的桥接治疗药物。

3. 血小板糖蛋白Ⅱb/Ⅲa受体抑制剂（阿昔单抗、替罗非班、依替巴肽）

糖蛋白Ⅱb/Ⅲa是血小板表面的受体，主要介导纤维蛋白原、血管性血友病因子（vWF）和玻璃粘连蛋白与血小板的结合，从而使血小板发生交联，引起血小板聚集。阿昔单抗、替罗非班、依替巴肽可目标性阻断这一过程。替罗非班、依替巴肽作用时间较短，其血小板抑制作用在给药后可持续2~4 h。阿昔单抗作用持续时间较长，对于无其他高危出血风险的患者需在术前48 h停药。

4. 磷酸二酯酶抑制剂（西洛他唑、双嘧达莫）

抑制磷酸二酯酶可以有效地抑制血小板聚集。西洛他唑、双嘧达莫可通过此途径发挥抗血小板作用，然而其同样具有舒张血管的作用，因此低血压是此类药物常见的不良反应。

三、纤维蛋白溶解药物

纤维蛋白溶解药物能够直接或间接激活纤溶酶原变成纤溶酶，从而降解血栓的主要成分纤维蛋白，促进血栓的裂解并达到使血管通畅的目的。目前根据药物发现的时间和药物特点，纤维蛋白溶解药物主要分为3类。

（1）第一代纤维蛋白溶解药物（尿激酶、链激酶）：这类药物不具有纤维蛋白特异性，可出现全身纤溶激活状态，增加出血风险。尿激酶无抗原性和过敏反应；链激酶具有一定的抗原性，部分患者输注链激酶时出现过敏反应。临床应用上具有一定的局限性。

（2）第二代纤维蛋白溶解药物[组织型纤溶酶原激活物（t-PA）、单链尿激酶型纤溶酶原激活物（scu-PA）、重组人尿激酶原（rhPro-UK）：t-PA对纤维蛋白具有特异性亲和力，故可选择性激活血凝块中的纤溶酶原，具有较强的局部溶栓作用，同时不引起全身纤溶激活状态。

（3）第三代纤维蛋白溶解药物（替奈普酶、瑞替普酶）：替奈普酶对纤维蛋白特异性较t-PA强，拮抗纤溶酶原激活抑制剂–1（PAI-1）的能力较t-PA强。瑞替普酶是目前国内临床用的重组人组织型纤溶酶原激酶衍生物，血管开通率高，临床应用方便。

第五节 择期手术前抗血栓药物的停药和桥接

长期服用抗血栓药物患者的围手术期药物管理策略的制订，须谨慎权衡血栓栓塞风险和围手术期出血风险，最终方案的制订需要遵循个体化原则。在评估完患者的血栓栓塞风险及围手术期出血风险后，再决定是否需要停用抗血栓药物（如低栓塞风险、高围手术期出血风险患者需术前停用抗血栓药物）。而药物的半衰期决定了术前停药时间，药物的起效时间决定术后恢复使用药物的时间。

桥接可以作为应用长效抗血栓药物患者接受有创操作前的一个替代治疗，其目的是增强抗血栓药物的可控性，在减小高危患者围手术期血栓栓塞风险的同时，尽量最小化大型手术后的出血风险。不同类型抗血栓药物围手术期桥接获益不尽相同，临床上常用药物的停药时间、恢复用药时间见表8.5。

表8.5 常见抗血栓药物停药时间及恢复用药时间

药物	术前停药时间	术后恢复用药时间
维生素K拮抗剂		
华法林	术前5 d	术后12~24 h
抗血小板药		
阿司匹林		
未行PCI者	术前7~10 d	术后出血风险减少后
PCI术后	尽量缩短停药时间（4~10 d）	术后出血风险减少后
氯吡格雷	术前5 d	术后出血风险减少后
普拉格雷	术前7 d	术后出血风险减少后

续表

药物	术前停药时间	术后恢复用药时间
替格瑞洛	术前 5 d	术后出血风险减少后
其他抗凝药物		
普通肝素（静脉）		
低出血风险	术前 4~6 h	术后 24 h
高出血风险	术前 4~6 h	术后 48~72 h
普通肝素（皮下）		
低出血风险	术前 12~24 h	术后 24 h
高出血风险	术前 12~24 h	术后 48~72 h
低分子量肝素		
低出血风险	术前 24 h	术后 24 h
高出血风险	术前 24 h	术后 48~72 h
达比加群酯		
低出血风险		
·肾功能正常	术前 24 h	术后 24 h
·肾功能不全	术前 48 h	术后 24 h
高出血风险		
肾功能正常	术前 48 h	术后 48~72 h
肾功能不全	术前 96 h	术后 48~72 h
利伐沙班、阿哌沙班及艾多沙班		
低出血风险	术前 24 h	术后 24 h
高出血风险	术前 48 h	术后 48~72 h

PCI：经皮冠状动脉介入治疗。

一、维生素 K 拮抗剂

对于长期接受 VKA 抗凝治疗的患者，应当根据手术患者的出血风险和围手术期血栓栓塞风险，决定是否需要停药和桥接；如果需要桥接，通常应用低分子量肝素和普通肝素进行桥接。

二、非维生素 K 拮抗剂类口服抗凝剂（NOAC）

对于长期接受 NOAC 治疗的患者，应根据围手术期血栓栓塞风险和手术患者出血风险，决定是否需要停药；通常不给予桥接治疗。

三、抗血小板药

对于长期接受抗血小板药治疗的患者，应当根据围手术期血栓栓塞风险和手术患者出血风险，决定是否需要停药和桥接；小剂量阿司匹林尽量不停药。如果必须桥接，通常应用坎格瑞洛、替罗非班或依替巴肽进行桥接，整个桥接过程应当在重症监护室且有检验、监测条件的情况下进行；不推荐使用普通肝素、低分子量肝素或非甾体抗炎药作为桥接治疗。

长期接受抗血栓药物治疗的患者拟行择期非心脏手术前，应当综合考虑停药所致血栓栓塞风险及手术患者自身出血风险。可申请相关学科进行多学科会诊，共同决定围手术期抗血栓药物的个体化管理方案，保障患者围手术期安全。

第六节　接受抗血栓药物治疗的同时行急诊手术

对于长期服用抗血栓药物的患者，如需进行高出血风险的急诊手术，可使用拮抗剂、凝血酶原复合物或血液制品，对抗血栓药物的作用进行拮抗或减弱其作用。

一、抗凝药物

1. 间接凝血酶抑制剂

普通肝素可通过静脉给予鱼精蛋白被充分有效拮抗，1 mg 鱼精蛋白可拮抗 80~120 U 的普通肝素。低分子量肝素亦可通过给予鱼精蛋白进行部分拮抗，0.5~1.0 mg 鱼精蛋白可拮抗 1 mg 依诺肝素。新药 Aripazine 可能可以安全且充分拮抗低分子量肝素，但目前仍在临床研究中。

2. 维生素 K 拮抗剂（VKA）

VKA 的作用可以通过多种途径被拮抗，包括口服或静脉给予维生素 K、输注凝血酶原复合物及新鲜冰冻血浆。静脉给予维生素 K 的剂量为 1~10 mg，输注时间为 30 min 以上；凝血酶原复合物静脉输注剂量为 25~50 U/kg；新鲜冰冻血浆剂量为 10~15 mL/kg。

3. 非维生素 K 拮抗剂类口服抗凝剂

非维生素 K 拮抗剂类口服抗凝剂的清除通常需要 48~72 h。在一些急诊情况下，含4种凝血因子的凝血酶原复合物输注可部分拮抗Xa因子抑制剂活性。

二、抗血小板药

正在服用抗血小板药并因出血需要进行急诊手术的患者，输注血小板可以替代被抗血小板药抑制的血小板。如果条件允许可以在术前测定血小板功能。对于单用阿司匹林的患者，若进行低危出血风险手术可不用预防性输注血小板。术前P2Y12受体拮抗剂（氯吡格雷、普拉格雷、替格瑞洛、坎格瑞洛）或双联抗血小板药治疗的患者，建议术前输注一次血小板以减少术中输血。血小板推荐剂量为1单位单采血小板或10 mL/kg的随机多供者血小板。

三、纤维蛋白溶解药物

进行溶栓治疗的患者若行急诊手术，出血风险较高。目前尚无指南针对正在进行溶栓治疗的患者行急诊外科手术的相关建议。首先应停止使用溶栓药物。同时，使用冷沉淀10单位作为初始剂量；若有冷沉淀使用禁忌或无法获得冷沉淀，可使用纤溶对抗物作为替代治疗，如氨甲环酸10~15 mg/kg静脉输注20 min以上。在进行上述治疗后建议复查纤维蛋白原水平，若纤维蛋白原水平低于1500 mg/L，建议再次输注冷沉淀治疗。目前尚无证据支持输注血小板有明确作用。

拓展阅读

[1] 中华医学会麻醉学分会.中国麻醉学指南与专家共识（2020版）[M].北京：人民卫生出版社, 2022.

[2] 中国输血协会临床输血学专业委员会.非心脏外科手术期患者血液管理专家共识(2022版)[J].临床输血与检验, 2022, 24(5): 545–553

[3] Horlocker TT,Vandermeuelen E,Kopp SL,et al.Regional anesthesia in the patient receiving antithrombotic or thrombolytic therapy: American society of regional anesthesia and pain medicine evidence-based guidelines (Fourth edition)[J].Reg Anesth Pain Med, 2018, 43(3): 263–309.

[4] 中国健康促进基金会血栓与血管专项基金专家委员会.静脉血栓栓塞症机械预防中国专家共识[J].中华医学杂志, 2020, 100(7): 484–492.

[5] 中华医学会呼吸病学分会肺栓塞与肺血管病学组, 中国医师协会呼吸医师分会肺栓塞与肺血管病工作委员会, 全国肺栓塞与肺血管病防治协作组.肺血栓栓塞症诊治与预防指南[J].中华医学杂志, 2018, 98(14): 1060–1087.

[6] Gogarten W,Vandermeuelen E,Van Aken H,et al.Regional anaesthesia and antithrombotic agents: recommendations of the European Society of Anaesthesiology[J]. Eur J Anaesthesiol, 2010, 27(12): 999–1015.

[7] 中国心胸血管麻醉学会非心脏麻醉分会, 中国医师协会心血管内科医师分会, 中国心血管

健康联盟 . 抗血栓药物围手术期管理多学科专家共识 [J]. 中华医学杂志 , 2020, 100(39): 3058–3074.

[8] Dhakal P, Rayamajhi S, Verma V, et al. Reversal of anticoagulation and management of bleeding in patients on anticoagulants[J].Clin Appl Thromb Hemost, 2017, 23(5): 410–415.

[9] Hornor MA, Duane TM, Ehlers AP, et al. American college of surgeons' guidelines for the perioperative management of antithrombotic medication[J]. J Am Coll Surg, 2018, 227(5): 521–536.

[10] Hart BM, Ferrell SM, Motejunas MW, et al. New anticoagulants, reversal agents, and clinical considerations for perioperative practice[J]. Best Pract Res Clin Anaesthesiol, 2018, 32(2): 165–178.

[11] Yurttas T, Wanner PM, Filipovic M. Perioperative management of antithrombotic therapies [J]. Curr Opin Anaesthesiol, 2017, 30(4): 466–473.

[12] Zübeyde Ö, Adem K, Samet D. A case of spontaneous thoracolumbar epidural hematoma in Covid-19 pneumonia[J]. Int J Surg Case Rep, 2022, 90: 106719.

第二部分

特殊人群的术前评估

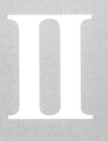

第九章
风湿性疾病患者行关节置换术的术前评估

风湿免疫性疾病多属于全身性自身免疫性疾病，当累及髋关节或膝关节时，可导致严重的关节畸形、疼痛和功能障碍，常需采用全髋或全膝关节置换术（图9.1）。有研究显示，与骨性关节炎（OA）患者接受关节置换术相比，类风湿关节炎患者接受全膝关节置换后出现假体关节感染风险增高1.5倍。而且风湿病患者对于术后感染的重视程度远高于风湿病的复发。做好风湿病患者围手术期管理，科学合理地使用抗风湿病药物及平衡风湿病复发与术后感染之间的关系显得尤为重要。风湿免疫性疾病多需长期应用免疫抑制剂，围手术期感染、脱位、再住院率及疾病活动复发等风险较高。

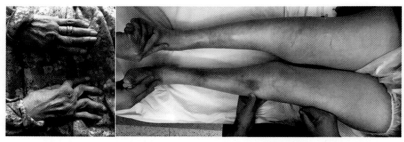

图9.1（见彩插）　类风湿性关节炎的肢体表现

一、改善病情的抗风湿药

围手术期维持应用传统合成改善病情的抗风湿类药物，包括氨甲蝶呤、来氟米特、羟氯喹、柳氮磺吡啶，且不改变原用药剂量（表9.1）。

表9.1　改善病情的抗风湿药

制剂	给药间隔	维持或停用
氨甲蝶呤	1次/周	维持
柳氮磺吡啶	1次/天或2次/天	维持
羟氯喹	1次/天或2次/天	维持
来氟米特	每天	维持
多西环素	每天	维持

二、生物制剂用药管理

建议术前停用所有的生物制剂，手术时间安排在不同类生物制剂最后一次用药周期结束后（表9.2）。靶向合成改善病情的抗风湿药建议术前至少7 d停用托法替尼。在中、重度类风湿关节炎患者中，托法替尼所致严重感染的风险与生物制剂相当，且其为发生感染的独立危险因素。由于托法替尼的生物半衰期较短，间接转化数据表明其用药后约7 d，患者免疫抑制状态恢复正常。建议继续按照术前每日用量应用，而不建议使用超生理剂量的应激剂量。

表9.2 生物制剂的调整方案

制剂	给药间隔	预定手术时限[a]
阿达木单抗	每周或每2周1次	2或3周
依那西普	每周1次或2次	2周
戈利木单抗	每4周（皮下给药）	5周
	每8周（静脉给药）	9周
英夫利昔单抗	每4、6或8周1次	5、7或9周
阿巴西普	每月（静脉给药）1次	5周
	每周（皮下给药）1次	2周
赛妥珠单抗	每2或4周1次	3或5周
利妥昔单抗	每隔4~6个月，间隔2周给药	7个月
托珠单抗	每周（皮下给药）1次	2周
	每4周（静脉给药）1次	5周
阿那白滞素	每天	2 d
苏金单抗	每4周	5周
优特克单抗	每12周	13周
贝利木单抗	每4周	5周
托法替尼[b]	每天1次或2次	最后1次给药后7 d

a：与最后1次给药时间相关；b：术前7 d停药。

三、糖皮质激素

围手术期糖皮质激素维持用药有助于维持血流动力学稳定，有利于降低感染的风险。对于泼尼松龙剂量 < 16 mg/d 或等效应量的患者，维持用药有助于维持血流动力学稳定，但该建议不适用于自幼儿发育阶段即应用糖皮质激素治

疗的幼年型特发性关节炎患者、原发性肾上腺功能不全者及原发性下丘脑疾病患者。从预防感染的角度，对于选择性全髋或全膝关节置换术的患者而言，最佳状态为接受泼尼松龙（或等效应量）< 20 mg/d；尽可能维持术前每日应用剂量，而不是使用超生理剂量的应激剂量。

四、系统性红斑狼疮

系统性红斑狼疮（SLE）是一种高度异质性的复杂疾病，多种自身抗体和多系统受累是其两个主要临床特征，常需对其病情活动度和轻重程度进行评估。系统性红斑狼疮主要治疗目标：维持长期缓解、低疾病活动度，尽可能减少疾病相关或治疗相关的并发症，从根本上改善患者生活质量。系统性红斑狼疮围手术期用药管理是临床医生棘手的问题，其疾病活动复发的风险大于感染的风险。

1. 重症系统性红斑狼疮推荐意见

围手术期维持氨甲蝶呤、吗替麦考酚酯、硫唑嘌呤、环孢素及他克莫司用量（表9.3）。

表 9.3 重症系统性红斑狼疮围手术期用药

制剂	给药间隔	维持或停用
吗替麦考酚酯	2次/天	维持
硫唑嘌呤	1次/天或2次/天	维持
环孢素	2次/天	维持
他克莫司	2次/天（静脉或口服）	维持

2. 非重症系统性红斑狼疮推荐意见

建议术前1周停用吗替麦考酚酯、硫唑嘌呤、环孢素及他克莫司（表9.4）。对于非重症系统性红斑狼疮患者，与药物相关的感染风险明确，故围手术期感染的预防重于疾病活动复发的预防。建议术前1周停用此类药物以恢复患者的部分免疫功能。

表 9.4 非重症系统性红斑狼疮（术前1周停药）

制剂	给药间隔	维持或停用
吗替麦考酚酯	2次/天	停用
硫唑嘌呤	1次/天或2次/天	停用
环孢素	2次/天	停用
他克莫司	2次/天（静脉或口服）	停用

拓展阅读

[1] Goodman SM, Springer BD, Chen AF, et al. American College of Rheumatology/American Association of Hip and Knee Surgeons guideline for the perioperative management of antirheumatic medication in patients with rheumatic diseases undergoing elective total hip or total knee arthroplasty[J]. Arthritis Care Res (Hoboken), 2022, 74(9): 1399–1408.

[2] Goodman SM, Springer B, Guyatt G, et al. American College of Rheumatology/American Association of Hip and Knee Surgeons guideline for the perioperative management of antirheumatic medication in patients with rheumatic diseases undergoing elective total hip or total knee arthroplasty[J]. J Arthroplasty, 2017, 32(9): 2628–2638.

[3] Smolen JS, Landewé R, Bijlsma J, et al. EULAR recommendations for the management of rheumatoid arthritis with synthetic and biological disease-modifying antirheumatic drugs: 2016 update[J]. Ann Rheum Dis, 2017, 76(6): 960–977.

[4] 姜楠, 苏金梅. 2017美国风湿病学会/美国髋关节和膝关节外科医师协会风湿性疾病患者择期全髋或全膝关节置换术围手术期抗风湿药物治疗指南解读[J]. 中华临床免疫和变态反应杂志, 2017, 11(4): 318–321.

[5] 刘立华, 孙伟, 高福强, 等. 美国风湿病协会/美国髋/膝关节医师协会《风湿免疫性疾病关节置换围手术期抗风湿类药物管理指南》解读[J]. 中华医学杂志, 2018, 98(19): 1522–1524.

[6] Osman WS, Younis AS, Thompson J, et al. Knee rheumatoid arthritis with lateral tibial plateau and tibial stress fractures managed with one-stage knee joint replacement[J]. Arthroplast Today, 2020, 6(3): 487–491.

第十章
儿童患者的术前评估

一、病史相关的术前评估

麻醉前评估是保证围手术期安全的重要步骤，采取适合儿童的问诊和检查方式，通过麻醉前评估来制订应对措施，将围手术期的不良事件发生率降到最低。

术前访视与评估包括外科和内科情况。外科情况包括疾病的诊断，手术的目的、部位、范围、难易程度，预计手术时间以及可能的出血情况。内科情况包括评估重要器官的总体状况，完善血常规、凝血功能、生化检查、心电图、胸部X线片、心脏超声等术前检查，排除可能对麻醉过程产生不利影响的因素，必要时请相关科室会诊。

术前需详细查询患儿胎龄、生长发育、营养状况、气道、手术史、抢救史、插管史及全身各系统疾病，如心脏、肺、内分泌、肾脏疾病等。对患有遗传代谢性或各种畸形综合征的患儿，应进行细致深入的评估。部分先天性疾病可能合并多种器官畸形缺陷，特别是合并心血管和气道畸形的患儿，术前应行相关检查。此外，有特殊家族史（如恶性高热、假性胆碱酯酶缺乏、术后恶心呕吐、先天性神经肌肉疾病、先天性凝血功能障碍等）的患儿，也需要引起重视，尤其是对有恶性高热家族史的患儿一定要给予足够重视。过敏是儿童手术麻醉的常见并发症，特别是脊柱裂、骨发育不良、泌尿道畸形及有多次手术史的患儿，对乳胶过敏较常见。儿童术中较易出现低体温，术中应进行积极的保温措施。另外，了解患儿是不是早产儿非常重要；与足月儿相比，早产儿术后24 h出现呼吸暂停和心动过缓的风险显著增加。建议早产儿术后24 h进行麻醉监护。早产儿可能合并支气管肺发育不良，术后发生支气管痉挛和缺氧的风险增加。

呼吸道紧急事件是儿童麻醉中不良事件发生率和死亡率的主要原因，年龄越小，氧储备能力越低，发生低氧血症的概率越高。呼吸系统访视应重点识别呼吸道紧急事件的危险因素，首先观察患儿是否有特殊外貌（困难气道），患儿的呼吸频率、幅度及呼吸形式（呼吸道不通畅），观察有无咳嗽、咳痰、鼻塞、询问父母患儿近期是否有上呼吸道感染，睡觉是否张口呼吸，是否有打鼾，是否有哮喘史，近期是否发作，以及用药情况等。上呼吸道感染可增加咳嗽、喉痉挛、支气管痉挛、动脉血氧饱和度下降、呼吸暂停或屏气等围手术期呼吸不良事件的发生率，近期上呼吸道感染患儿围手术期呼吸系统并发症发生率是无上呼吸道感染患儿的 1.5~3.0 倍。可根据患儿症状的严重程度决定是否取消手术：有上呼吸道感染症状而无其他并发症，可如期进行择期手术；有严重感染症状的患儿，如伴有疲乏无力、咳痰、脓涕、体温＞38℃及其他肺部感染征象，推迟手术至少 2 周，先行抗感染治疗。

二、儿科患者麻醉术前评估常见相关检查

（1）血常规是常规检查，最常见结果异常为贫血。一般术前维持血红蛋白在 80 g/L 以上，以提高患儿对手术和麻醉的耐受性。除中、重度贫血会影响预后外，轻度贫血对麻醉方法的选择和手术日期的影响可以忽略。

（2）肝功能检查中，部分健康儿童术前谷草转氨酶、谷丙转氨酶轻度升高，应结合病史判断是否因近期上呼吸道感染或服用一些治疗药物引起。肥胖患儿可能存在脂肪肝，导致肝功能异常。与手术相关的疾病，例如胆总管囊肿、胆道闭锁、肝脏肿瘤等，会导致肝功能严重异常。

（3）心肌酶谱中，肌酸激酶同工酶（CK-MB）的改变比肌酸激酶（CK）的改变更有意义，结合病史、心电图可筛查出部分存在心肌损害的患儿，应请心内科评估后再决定是否延期手术；部分创伤、骨折的患儿，肌酸激酶会升高。

（4）胸部 X 线片显示点片状阴影，提示肺部炎症，需要延期手术；胸部 X 线片偶可提示严重的疾病，例如先天性心脏病、淋巴瘤等，要密切关注。

（5）心电图检查中，动态心动图可更好地提示心脏异常，但不是常规检查；新生儿术前行超声心动图，有助于识别心脏畸形。心电图异常与麻醉风险的评估应结合患儿年龄、手术术式、时间、麻醉方法及外科医生的能力进行综合判断。

三、特殊疾病

1. 先天性心脏病

先天性心脏病是儿童麻醉中的常见问题，也是导致术中不良事件的主要原因。术前应详细了解患儿病史、体格检查及心电图检查，心脏听诊和患儿哭闹或运动时出现的相关症状，往往可以帮助发现一些易忽略的先天性心脏病。对术前已知的先天性心脏病，应行超声心动图了解患儿心脏病类型和严重程度，

并请儿科心脏病专家协助评估。

2. 哮 喘

哮喘是一种常见的儿童呼吸道疾病,可导致气道高反应性。气管插管操作、浅麻醉、气道分泌物增多等因素,均可导致围手术期哮喘急性发作。术前应详细了解哮喘严重程度、发病年龄、目前症状、目前治疗药物、发作时症状和缓解方式等。治疗哮喘的药物建议持续使用至手术当天早晨,以减少围手术期呼吸道并发症的发生。如果患儿正处在哮喘发作的急性期或近期有发作,建议推迟择期手术。

3. 阻塞性睡眠呼吸暂停综合征

阻塞性睡眠呼吸暂停综合征是以上呼吸道部分阻塞和(或)暂时性完全阻塞为特征的睡眠障碍,在肥胖儿童中多见。术前应详细询问患儿睡觉时是否有严重打鼾现象,是否有阻塞性睡眠呼吸暂停综合征病态面容,对重度阻塞性睡眠呼吸暂停、体重指数(BMI)$> 40 \ \text{kg/m}^2$ 的患儿,术后建议重症监护。

四、患儿术前的营养评估

营养不良根据病程长短可分为急性(<3个月)或慢性(≥3个月)。急性营养不良会影响体重,慢性营养不良会影响体重和身高,称为发育迟缓。营养不良除了影响患儿的生长发育,还会降低患儿的重要脏器功能,延长住院时间,影响预后,增加术后感染的风险。术前可应用儿科营养不良筛查工具(STAMP)进行筛查和评估(表10.1),评分为高度营养风险组患儿应术前在家接受1~2周的营养支持。肥胖形式的营养过剩也是不良手术结果的危险因素。肥胖与伤口愈合不良、葡萄糖利用改变和炎症反应增加有关。肥胖也是阻塞性睡眠呼吸暂停的预测危险因素,可能会使手术患者的麻醉管理变得更复杂。

表 10.1 儿科营养不良筛查工具评分标准

项目	内容	分值(分)
疾病风险	不存在(日间手术)	0
	可能存在(心脏病、小手术、唇腭裂、食物过敏)	2
	肯定存在(顽固性腹泻、烧伤、肝脏疾病、大型手术、积极治疗中的肿瘤)	3
膳食调查	饮食无变化且营养摄入良好	0
	近期饮食摄入减少一半以上	2

续表

项目	内容	分值(分)
人体测量学指标	无饮食摄入	3
	0~1 个百分位数/栏	0
	≥ 2 至 < 3 个百分位数/栏	1
	≥ 3 个百分位数/栏（或体重<第 2 百分位数）	3

注：低度营养风险组（0~1 分）、中度营养风险组（2~3 分）和高度营养风险组（4~9 分）。

拓展阅读

[1] 中华医学会麻醉学分会. 中国麻醉学指南与专家共识（2020 版）[M]. 北京：人民卫生出版社, 2022.

[2] Regli A, Becke K, von Ungern-Sternberg BS. An update on the perioperative management of children with upper respiratory tract infections[J]. Curr Opin Anaesthesiol, 2017, 30(3): 362–367.

[3] Practice guidelines for preoperative fasting and the use of pharmacologic agents to reduce the risk of pulmonary aspiration: application to healthy patients undergoing elective procedures: An Updated Report by the American Society of Anesthesiologists Task Force on Preoperative Fasting and the Use of Pharmacologic Agents to Reduce the Risk of Pulmonary Aspiration[J]. Anesthesiology, 2017, 126(3): 376–393.

[4] 中国心胸血管麻醉学会日间手术麻醉分会, 中华医学会麻醉分会小儿麻醉学组. 儿童加速康复外科麻醉中国专家共识[J]. 中华医学杂志, 2021, 101(31): 2425–2432.

第十一章

产妇的术前评估

第一节 普通产妇

成人病史和体格检查对产科手术麻醉前评估同样适用,产科手术麻醉要特别注意预防误吸性窒息和肺炎。前置胎盘、胎盘早剥、凶险性前置胎盘、胎盘植入是产科大出血的高危因素,术前要做好预防措施,常规行中心静脉穿刺置管和有创血压监测,预计术中可能出现大出血的产妇应首选全身麻醉。合并妊娠期高血压疾病的产妇,若无凝血功能障碍、弥散性血管内凝血(DIC)、休克和昏迷则应首选椎管内麻醉,而对休克、DIC、昏迷、抽搐、凝血功能异常者则选择全身麻醉。

第二节 妊娠合并心脏病产妇

妊娠合并心脏病的临床处理需要强大的多学科管理团队,当产科医生接诊妊娠合并心脏病孕产妇时,即启动全院会诊流程(图11.1)。

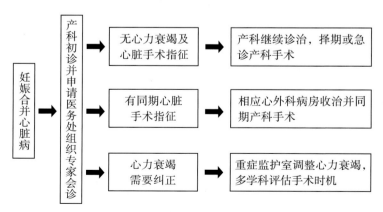

图11.1 妊娠合并心脏病多学科会诊流程图

图片引自:《妊娠合并心脏病围麻醉期中国专家临床管理共识》(2019)。

一、妊娠合并心脏病的分类

临床上常将妊娠合并心脏病分为结构异常性心脏病和功能异常性心脏病两类,但妊娠期高血压疾病性心脏病和围生期心肌病属妊娠期特有的心脏病。

1. 结构异常性心脏病

妊娠合并结构异常性心脏病包括先天性心脏病、心脏瓣膜病、心肌病、心包病和心脏肿瘤等。

（1）先天性心脏病：指出生时即存在心脏和大血管结构异常的心脏病,包括无分流型（主动脉或肺动脉口狭窄、马方综合征、埃布斯坦综合征等）、左向右分流型（房间隔缺损、室间隔缺损、动脉导管未闭等）和右向左分流型（法洛四联症、艾森门格综合征等）。轻者无任何症状,重者有低氧或心功能下降导致的母儿临床表现,结合心电图和超声心动图可诊断。复杂或诊断困难的病例可借助特殊途径的检查,如超声心动图、影像学检查,甚至心导管检查。

（2）心脏瓣膜病：各种原因导致的心脏瓣膜形态异常和功能障碍统称为瓣膜性心脏病,包括二尖瓣、三尖瓣、主动脉瓣和肺动脉瓣病变,累及多个瓣膜者称为联合瓣膜病。最常见的原因是风湿性心脏病,部分患者是先天性瓣膜异常。依据病史、成年或妊娠后有心功能下降、检查中发现心音改变和功能障碍等表现,以及超声心动图示瓣膜形态异常进行诊断。

（3）心肌病：由心室的结构改变和整个心肌壁功能受损所导致的心脏功能进行性障碍的一组病变,包括各种原因导致的心肌病,依据病变的主要特征分为扩张型心肌病和肥厚型心肌病。以心脏增大、心肌壁增厚、心功能下降和常伴发心律失常为特点,结合病史、临床表现、心肌酶、心电图和超声心动图等进行诊断。

2. 功能异常性心脏病

妊娠合并功能异常性心脏病主要包括各种无心血管结构异常的心律失常,包括快速型和缓慢型心律失常。快速型心律失常是临床上常见的心脏病,包括室上性心律失常（如房性和房室交界性期前收缩、室上性心动过速、房扑和房颤）和室性心律失常（如室性期前收缩、阵发性室性心动过速）。缓慢型心律失常包括窦性缓慢型心律失常、房室交界性心律、心室自主心律、传导阻滞（包括窦房传导阻滞、心房内传导阻滞、房室传导阻滞）等以心率减慢为特征的疾病,临床常见的有窦性心动过缓、病态窦房结综合征、房室传导阻滞。功能异常性心脏病以心电和传导异常、起搏点异常为主要病理生理基础,借助临床表现、心电图或 24 h 动态心电图检查、超声心动图排除结构异常等进行诊断。

3. 妊娠期特有的心脏病

妊娠前无心脏病病史，在妊娠基础上新发生的心脏病，主要有妊娠期高血压疾病性心脏病和围生期心肌病。

（1）妊娠期高血压疾病性心脏病：妊娠前无心脏病病史，在妊娠期高血压疾病基础上出现乏力、心悸、胸闷，严重者出现气促、呼吸困难、咳粉红色泡沫痰、双肺大量湿啰音等以左心衰竭为主的心力衰竭表现和体征，心电图可以发现心率加快或出现各种心律失常，部分患者超声心动图可以有心脏增大和射血分数下降，严重者生化检测心肌酶学和B型利钠肽（BNP）异常升高。妊娠期高血压疾病性心脏病是妊娠期高血压疾病发展至严重阶段的并发症。

（2）围生期心肌病：是指既往无心脏病病史，于妊娠晚期至产后6个月之间首次发生的、以累及心肌为主的扩张型心肌病，以心功能下降、心脏增大为主要特征，常伴有心律失常和附壁血栓形成。通过发病时间、病变特征及辅助检查确立诊断。

二、妊娠合并心脏病患者风险评分

1. 采用加拿大妊娠合并心脏病风险评分

对于术前评分≥1分者，须充分告知家属风险，并启动多学科会诊。加拿大妊娠合并心脏病风险评分方法如下（4项高危因素各1分）。0分：患者心血管风险为5%，1分为27%，>1分为75%。

（1）心功能分级>Ⅱ级或有发绀。

（2）妊娠前有心律失常、心力衰竭或脑血管意外病史。

（3）心室收缩功能下降：射血分数（EF）<40%。

（4）左心梗阻：超声心动图示主动脉瓣膜口面积<1.5 cm^2，左室流出道压差>30 mmHg，或二尖瓣膜口面积<2 cm^2。

2. 采用改良版世界卫生组织孕产妇心血管风险分类法（mWHO）进行评估（表11.1，表11.2）

表11.1 mWHO心血管疾病女性妊娠风险分级

妊娠风险分级	疾病种类
Ⅰ级（孕妇死亡率未增加，母儿并发症未增加或轻度增加）	无合并症的轻度肺动脉狭窄和二尖瓣脱垂；小的动脉导管未闭（内径≤3 mm）；已手术修补的不伴有肺动脉高压的房间隔缺损、室间隔缺损、动脉导管未闭和肺静脉畸形引流；

续表

妊娠风险分级	疾病种类
Ⅱ级（孕妇死亡率轻度增加或母儿并发症中度增加）	不伴有心脏结构异常的单源、偶发的室上性或室性期前收缩 未手术的不伴有肺动脉高压的房间隔缺损、室间隔缺损、动脉导管未闭； 法洛四联症修补术后且无残余的心脏结构异常； 不伴有心脏结构异常的大多数心律失常
Ⅲ级（孕妇死亡率中度增加或母儿并发症重度增加）	轻度二尖瓣狭窄（瓣口面积＞1.5 cm^2），马方综合征（无主动脉扩张），二叶主动脉瓣疾病，主动脉疾病（主动脉直径＜45 mm），主动脉缩窄矫治术后； 非梗阻性肥厚型心肌病； 各种原因导致的轻度肺动脉高压（＜50 mmHg）； 轻度左心功能障碍或左室射血分数为40%~49%
Ⅳ级（孕妇死亡率明显增加或母儿并发症重度增加）	机械瓣膜置换术后； 中度二尖瓣狭窄（瓣口面积1.0~1.5 cm^2）和主动脉瓣狭窄（跨瓣压差≥50 mmHg）； 右心室体循环患者或Fontan循环术后； 复杂先天性心脏病和未手术的发绀型心脏病（氧饱和度85%~90%）； 马方综合征（主动脉直径40~45 mm）； 主动脉疾病（主动脉直径45~50 mm）； 严重心律失常（房颤、完全性房室传导阻滞、恶性室性期前收缩、频发的阵发性室性心动过速等）； 急性心肌梗死，急性冠脉综合征； 梗阻性肥厚型心肌病； 心脏肿瘤，心脏血栓； 各种原因导致的中度肺动脉高压（50~80 mmHg）； 左心功能不全（左室射血分数30%~39%）
Ⅴ级（极高的孕妇死亡率和严重的母儿并发症，属妊娠禁忌证）	严重的左室流出道梗阻； 重度二尖瓣狭窄（瓣口面积＜1.0 cm^2）或有症状的主动脉瓣狭窄； 复杂先天性心脏病和未手术的发绀型心脏病（氧饱和度＜85%）； 马方综合征（主动脉直径＞45 mm），主动脉疾病（主动脉直径＞50 mm），先天性的严重主动脉缩窄； 有围生期心肌病病史并伴左心功能不全； 感染性心内膜炎； 任何原因引起的重度肺动脉高压（≥80 mmHg）； 严重的左心功能不全（左室射血分数＜30%）； 纽约心脏病学会心功能分级Ⅲ~Ⅳ级

注：1 mmHg = 0.133 kPa。

表 11.2　妊娠合并心律失常的孕妇围手术期风险评估

风险	疾病
低风险	阵发性室上性心动过速，心房颤动，特发性室性心动过速，低风险长 QT 综合征，预激综合征
中等风险	不稳定性室性心动过速，室性心动过速，植入型心律转复除颤器（ICD）植入术后，中等风险长 QT 综合征，Brugada 综合征，儿茶酚胺敏感性多形性室性心动过速
高风险（危及生命）	伴有不稳定性心动过速的结构性心脏病或先天性心脏病，高风险长 QT 综合征，短 QT 综合征，高风险儿茶酚胺敏感性多形性室性心动过速

在上述评估指南指导的基础上，结合我国此类患者的具体问题，补充要点如下：

（1）术前有心力衰竭症状的产妇，若无急诊产科处理指征，建议在重症监护室先行调整心功能状态，再决定产科手术时机。

（2）具有心外科手术指征的产妇接受剖宫产手术时，要求相应专业的心外科医生参与，同时心肺转流系统体外循环管路预充，以备出现意外情况时即刻开胸建立心肺转流。心功能极差、重度肺动脉高压和（或）艾森门格综合征者，术前征得家属同意做体外膜肺氧合（ECMO）准备。

（3）如无椎管内麻醉禁忌，首选椎管内麻醉。对于需要同期进行心脏手术的产妇，则直接进行全身麻醉。

三、妊娠期主要的严重心脏并发症

1. 急性和慢性心力衰竭

（1）急性心力衰竭：以急性肺水肿为主要表现的急性左心衰竭多见，常为突然发病，患者极度呼吸困难，被迫端坐呼吸，伴有窒息感、烦躁不安、大汗淋漓、面色青灰、口唇发绀、呼吸急促、咳嗽并咳出白色或粉红色泡沫痰。体检除原有的心脏病体征外，心尖区可有舒张期奔马律，肺动脉瓣区第二心音亢进，两肺底可闻及散在湿啰音，重症者两肺满布湿啰音并伴有哮鸣音，常出现交替脉。开始发病时血压可正常或升高，但病情加重时，血压下降、脉搏细弱，最后出现神志模糊，甚至昏迷、休克、窒息而死亡。应重视早期心力衰竭表现：①轻微活动后即出现胸闷、心悸、气短；②休息时，心率超过 110 次 / 分，呼吸超过 20 次 / 分；③夜间常因胸闷而坐起呼吸；④肺底出现少量持续性湿啰音，咳嗽后不消失。

（2）慢性心力衰竭：①慢性左心衰竭，主要表现为呼吸困难，轻者仅于较重的体力劳动时出现呼吸困难，休息后好转；随病情进展，乏力和呼吸困难逐渐加重，轻度体力活动即感呼吸困难，严重者休息时也感呼吸困难，甚至端坐呼吸。②慢性右心衰竭，主要为体循环（包括门静脉系统）静脉压增高及淤血而产生的临床表现，上腹部胀满、食欲缺乏、恶心、呕吐、颈静脉怒张，肝颈静脉回流征阳性。水肿是右心衰竭的典型表现，体重明显增加，下肢、腰背部及骶部等低垂部位呈凹陷性水肿，重症者可波及全身，少数患者可有心包积液、胸腔积液或腹水。

2. 肺动脉高压及肺动脉高压危象

肺动脉高压的诊断标准是在海平面状态下、静息时，右心导管检查平均肺动脉压（MPAP）$\geq$ 25mmHg（1 mmHg = 0.133 kPa）。临床上常用超声心动图估测肺动脉压力。

心脏病合并肺动脉高压的女性，妊娠后可加重原有的心脏病和肺动脉高压，可发生右心衰竭，孕妇死亡率为17%~56%。艾森门格综合征孕妇的死亡率高达36%。

肺动脉高压危象是在肺动脉高压的基础上发生肺血管痉挛性收缩、肺循环阻力升高、右心排出受阻，导致突发性肺动脉高压和低心输出量的临床危象状态。主要表现为患者烦躁不安、个别患者有濒死感，心率增快、心输出量显著降低、血压下降、血氧饱和度下降，死亡率极高。肺动脉高压危象常在感染、劳累、情绪激动、妊娠等因素的诱发下发生，一旦诊断为肺动脉高压危象，需要立即抢救。

3. 恶性心律失常

恶性心律失常发作时会导致患者的血流动力学改变，出现血压下降甚至休克，心、脑、肾等重要器官供血不足，是孕妇猝死和心源性休克的主要原因。常见的有病态窦房结综合征、快速房扑和房颤、有症状的高度房室传导阻滞、多源性频发室性期前收缩、阵发性室上性心动过速、室性心动过速、心室扑动和心室颤动等类型。妊娠期和产褥期恶性心律失常多发生在原有心脏病的基础上，少数可由甲状腺疾病、肺部疾病、电解质紊乱和酸碱失衡等诱发。妊娠期恶性心律失常可独立发生，也可伴随急性心力衰竭发生，严重危及孕妇生命，须紧急抗心律失常等处理。

4. 感染性心内膜炎

感染性心内膜炎是指由病原体感染而产生的心脏瓣膜或心壁内膜炎症。瓣膜为最常受累的部位，但感染也可发生在室间隔缺损部位、腱索和心壁内膜。主要临床特征包括以下内容。

（1）发热：是最常见的症状，90%以上的患者都会出现发热。

（2）心脏体征：85%的患者可闻及心脏杂音，杂音可能是先天性心脏病或风湿性心脏瓣膜病所致，也可能是感染造成的瓣膜损害、腱索断裂或赘生物形成影响到瓣膜开放和关闭所致。

（3）栓塞：25%的患者有栓塞表现。肺栓塞可有胸痛、咳嗽、咯血、气急和低氧表现；脑栓塞可表现为头痛、呕吐、偏瘫、失语、抽搐，甚至昏迷；内脏栓塞可致脾大、腹痛、血尿、便血和肝肾功能异常等。

（4）血培养：血培养阳性是确诊感染性心内膜炎的重要依据。凡原因未明的发热、体温升高持续1周以上，且原有心脏病者，均应反复多次行血培养，以提高阳性率。

（5）超声心动图：能够了解有无心脏结构性病变，能检出直径 > 2 mm的赘生物，对诊断感染性心内膜炎很有帮助。此外，在治疗过程中超声心动图还可动态观察赘生物大小、形态、活动情况，了解瓣膜功能状态、瓣膜损害程度，对决定是否行换瓣手术具有参考价值。

感染性心内膜炎的治疗：根据血培养和药物敏感试验选用有效的抗生素，坚持足量（疗程6周以上）、联合和应用敏感药物为原则。

第三节　妊娠合并心脏病患者的围手术期注意事项

一、合并心脏病孕产妇干预心血管问题的时机

（1）接受介入治疗的最佳时机为妊娠16~28周，如二尖瓣球囊扩张、肺动脉狭窄球囊扩张、恶性心律失常的射频消融、B型夹层腔内修复等。

（2）药物或介入手术失败而孕妇存在风险时，建议行心脏手术，最佳时机是妊娠16~28周，保留或不保留胎儿。当妊娠期超过28周且继续妊娠会造成母体和胎儿生命安全问题时，应考虑在干预心脏问题前进行产科手术，之后酌情分期或同期进行心脏疾病的救治。

二、是否需要剖宫产同时进行心脏手术

目前尚无循证医学方面的支持，结合国内外文献报道及我国多家医院的经验，对于危及产妇生命的心脏疾病，宜考虑同期行心脏手术：

（1）主动脉病变。

（2）重度主动脉瓣狭窄致晕厥和（或）纽约心脏病学会（NYHA）心功能分级Ⅲ~Ⅳ级者。

（3）二尖瓣重度狭窄、重度肺动脉高压且NYHA心功能分级Ⅲ~Ⅳ级者，首选经皮球囊二尖瓣成形术，效果不佳者，考虑同期进行瓣膜置换术。

（4）心内膜炎有赘生物脱落危险者。

（5）心脏肿瘤影响流出道且有脱落风险者。

三、妊娠合并心脏病放置起搏器指征

存在以下情况时，综合产科情况，尤其妊娠晚期，考虑安置临时起搏器：

（1）三度房室传导阻滞。

（2）症状性二度Ⅱ型房室传导阻滞。

（3）病态窦房结综合征（SSS）致心动过缓者，有晕厥发作史。

（4）完全性左束支阻滞合并一度房室传导阻滞。

（5）双束支阻滞伴有间歇性完全阻滞或晕厥发作者。

（6）心房颤动、心房扑动或阵发性室上性心动过速合并完全性或高度房室传导阻滞或心动过速终止时有＞3 s的心室停搏者。

（7）存在扩张型心肌病、传导束硬化症并伴有二度房室传导阻滞、双束支传导阻滞、完全左后分支阻滞三者之一时。

（8）心内手术及心脏介入治疗后并发的高度或完全性房室传导阻滞。注意已置入永久性起搏器的患者，术前应请心内科医生检测起搏器功能是否正常。

四、抗凝问题

（1）对于机械瓣膜置换术后、伴房颤或严重泵功能减退的心脏病患者及有血栓栓塞高危因素的患者，妊娠期需要使用抗凝治疗。

（2）妊娠晚期口服抗凝药（如华法林）者，终止妊娠前3~5 d应停用口服抗凝药，改为低分子量肝素或普通肝素，调整国际标准化比值（INR）至1.0左右时行剖宫产术较安全。使用低分子量肝素者，分娩前停药12~24 h以上；使用普通肝素者，分娩前停药4~6 h以上；使用阿司匹林者分娩前停药4~7 d以上。若孕妇病情危急，紧急分娩时未停用普通肝素或低分子量肝素抗凝治疗

者，如有出血倾向，可谨慎使用鱼精蛋白拮抗；如果口服华法林，可使用维生素 K_1 拮抗；阿司匹林导致的出血风险相对较低。

拓展阅读

[1] 中华医学会麻醉学分会. 中国麻醉学指南与专家共识（2020 版）[M]. 北京：人民卫生出版社, 2022.

[2] European Society of Gynecology (ESG),Association for European Paediatric Cardiology (AEPC), German Society for Gender Medicine (DGesGM), et al. ESC Guidelines on the management of cardiovascular diseases during pregnancy: the task force on the management of cardiovascular diseases during pregnancy of the European Society of Cardiology (ESC)[J]. Eur Heart J, 2011, 32(24): 3147–3197.

[3] 中国心胸血管麻醉学会非心脏手术麻醉分会. 妊娠合并心脏病围麻醉期中国专家临床管理共识 [J]. 临床麻醉学杂志, 2019, 35(7): 703–708.

[4] Siu SC, Sermer M, Colman JM, et al. Prospective multicenter study of pregnancy outcomes in women with heart disease[J]. Circulation, 2001, 104(5): 515–521.

[5] Drenthen W, Boersma E, Balci A, et al. Predictors of pregnancy complications in women with congenital heart disease[J]. Eur Heart J, 2010, 31(17): 2124–2132.

[6] 中华医学会妇产科学分会产科学组. 妊娠合并心脏病的诊治专家共识（2016）[J]. 中华妇产科杂志, 2016, 51(6): 401–409.

[7] Bates SM, Greer IA,Middeldorp S, et al. VTE, thrombophilia, antithrombotic therapy, and pregnancy: Antithrombotic therapy and prevention of thrombosis. 9th ed. American College of Chest Physicians evidence-based clinical practice guidelines[J].Chest, 2012, 141(2 Suppl): e691S–e736S.

第十二章
新型冠状病毒肺炎患者的术前评估

第一节 急诊手术

一、定 义

手术或干预应立即进行,以挽救生命或器官功能。

二、新型冠状病毒肺炎患者的确诊方法

诊断标准包括:

(1)具有新型冠状病毒肺炎(COVID-19)的相关临床表现。

(2)具有以下一种或以上病原学、血清学检查结果:①新冠病毒核酸检测阳性(确诊的首要标准);②新冠病毒抗原检测阳性;③新冠病毒分离、培养阳性;④恢复期新冠病毒特异性IgG抗体水平为急性期4倍或以上。

三、接受急诊手术的患者新冠病毒感染状况评估

详细了解疫苗接种、新冠病毒的感染时间及临床分型、治疗方法(如治疗用药等)、效果及目前症状等,有助于评估术后并发症和死亡风险。紧急手术前应评估患者是否为COVID-19重型或危重型人群,对于重型或危重型人群应采取预防和监测措施。

紧急手术前有条件时,应检测血常规、动脉血气、肌钙蛋白、D-二聚体,行胸部CT检查;留取标本检测C反应蛋白(CRP)、降钙素原(PCT)、白细胞介素-6(IL-6)等炎性因子。

四、急诊手术的围手术期风险

急诊手术叠加COVID-19后,尤其是发生肺部并发症时,病死率升高。另外,COVID-19还可导致淋巴细胞计数进行性降低,IL-6等炎性因子明显上升,呼吸系统并发症、充血性心力衰竭、脑血管疾病、慢性肾脏疾病、缺血性心脏病和静脉血栓发生率增加,严重者可出现休克、组织氧合恶化、乳酸酸中毒及其他脏器功能衰竭。故及时全面评估COVID-19后脏器功能变化、炎症程度和

肺部病变等，有助于早期识别重型或危重型 COVID-19 患者，及时干预并改善预后。

COVID-19 可显著增加紧急手术后并发症的发生率和病死率，应充分尊重患者及家属的知情权，告知其合并 COVID-19 的急诊患者可能存在更多的未知医疗风险。

第二节　择期手术

建议轻症或无症状患者在感染 7 周后行择期手术。择期手术一般不在感染后的 10 d 内进行，主要是考虑患者的安全性和可能的传染性。如果在感染后的 7 周内考虑行择期手术，建议进行多学科讨论、个体化风险评估，并均衡风险和获益。

（1）基于患者因素（年龄、合并症状），感染状况（感染时间、初始感染的严重程度、持续症状），手术因素（外科疾病进展风险、手术的复杂程度）来平衡在感染后 7 周内进行手术的潜在风险和获益。

（2）肿瘤患者应根据其肿瘤类型、分期和身体状况、新型冠状病毒感染严重程度等，个体化地选择手术时机。大多数肿瘤患者可以安全地推迟 4 周再进行手术。

（3）对于限期手术，建议至少在患者呼吸道症状完全消失后进行。

（4）如患者存在以下情况，需谨慎选择手术时机：①年龄＞70 岁；②美国麻醉医师协会（ASA）分级Ⅲ或Ⅳ级；③大型手术，包括需插管全身麻醉、手术时间超过 3 h、预计出血量＞800 mL，以及开颅、胸部、腹部、盆腔等手术；④曾因新型冠状病毒感染需住院治疗。

具有持续症状的患者和有中度至重度感染症状的患者（如住院治疗的患者）即使在 7 周后，仍可能面临较高的发病和死亡风险。因此，应考虑将手术延迟更长时间，当然同时应该权衡推迟手术带来的其他风险。建议进行多学科会诊进行个体化评估。确定手术时机时仍需要针对患者的重要脏器功能，尤其是心肺功能等进行全面的术前评估。建议整个围手术期通过呼吸功能锻炼、营养优化和戒烟等措施来降低术后发生肺部并发症的风险。针对无痛胃肠镜等需要非插管静脉麻醉的时机选择，临床研究证据非常有限。推荐静脉麻醉可以在呼吸道症状消失后进行。在患者可能具有传染性期间（通常为感染后 10 d 内），包括术前筛查新型冠状病毒核酸呈阳性的患者，应避免进行择期手术。新型冠状病毒早期感染的患者行择期手术，术后并发症发生率和死亡率均升高，且传染性较强，会增加其他患者和医护人员院内交叉感染的风险。

第三节　围手术期注意事项

（1）近期或围手术期新型冠状病毒感染的患者中，与全身麻醉相比，局部或区域麻醉技术可能与术后肺部并发症和死亡率的风险降低有关。

（2）新型冠状病毒感染会导致高凝状态，因此并不是区域阻滞的禁忌证（椎管内麻醉、外周神经阻滞）。但对于接受抗凝治疗的新型冠状病毒感染患者，应谨慎选择椎管内麻醉或深部周围神经阻滞。在无禁忌证的情况下，剖宫产应该优先选择椎管内麻醉。

（3）全身麻醉：如果需要全身麻醉，可根据手术类型及患者气道评估情况选择声门上气道或气管插管。术中和术后减少术后肺部并发症的措施可能是对患者有益的，推荐围手术期应用。例如，肺保护性通气策略，包括小潮气量通气（潮气量 6~8 mL/kg）、围手术期使用呼气末正压（6~8 cmH_2O）、间歇性肺复张等。

（4）非气管插管全身麻醉，注意保持呼吸道通畅，加强围手术期监护，警惕可能出现的支气管痉挛或喉痉挛。

拓展阅读

[1] 中国心胸血管麻醉学会创新与推广分会. 新型冠状病毒感染后择期手术时机的选择和风险评估专家共识（2023 年第一版）[J]. 临床麻醉学杂志, 2023, 39(1): 103–105.

[2] Le ST, Kipnis P, Cohn B, et al. COVID-19 vaccination and the timing of surgery following COVID-19 infection[J]. Ann Surg, 2022, 276(5): e265–e272.

[3] El-Boghdadly K, Cook TM, Goodacre T, et al. SARS-CoV-2 infection, COVID-19 and timing of elective surgery: A multidisciplinary consensus statement on behalf of the Association of Anaesthetists, the Centre for Peri-operative Care, the Federation of Surgical Specialty Associations, the Royal College of Anaesthetists and the Royal College of Surgeons of England[J]. Anaesthesia, 2021, 76(7): 940–946.

[4] 李阳, 王于昌, 彭海文, 等. 新型冠状病毒感染疫情期间严重创伤紧急手术与感染防护中国专家共识（2023 版）[J]. 中华创伤杂志, 2023, 39(2): 97–106.

[5] Aziz H, Filkins A, Kwon YK. Review of COVID-19 outcomes in surgical patients[J]. Am Surg, 2020, 86(7): 741–745.

第三部分

术前评估中常见辅助检查结果解读

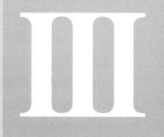

第十三章

六分钟步行试验

六分钟步行试验（6MWT）已广泛应用于评价患者的运动耐量、医疗干预效果及疾病预后等，具有良好的实用性和有效性。

慢性心血管和呼吸系统疾病患者常伴有不同程度的运动耐量下降，可严重影响患者的活动能力和生活质量。临床常用纽约心脏病学会（NYHA）心功能分级和呼吸困难量表等评估患者的活动能力，然而这些评估更依赖于患者的主观感受。在临床实践中，客观数据评价指标更有价值。

一、适应证（表13.1）

表 13.1　六分钟步行试验的适应证

评估目的	适应证
功能评价 （单次测试）	心血管系统疾病：冠心病、肺动脉高压、心力衰竭、心房颤动、经导管主动脉瓣置入术后、经导管二尖瓣修复术后、肺静脉闭塞症/肺毛细血管瘤、外周动脉疾病、起搏器置入术后等； 呼吸系统疾病：慢性阻塞性肺疾病、囊性纤维化、间质性肺病、硅肺等； 其他：帕金森病、脑卒中、肌萎缩侧索硬化、脊髓灰质炎、外科术后肺部并发症的预测、腹部手术后的康复、纤维肌痛综合征、2型糖尿病、老年及残疾等
疗效评价 （多次测试）	心力衰竭、肺动脉高压、冠心病、起搏器置入术后、经导管二尖瓣及主动脉瓣介入术后、慢性阻塞性肺疾病、间歇性跛行等疾病的疗效评价，以及心脏康复、肺康复及其他康复疗效评价等
疾病预后评估	心血管系统疾病：心力衰竭、肺动脉高压、冠心病、经导管主动脉瓣置入术后、左心室辅助装置置入后、重度主动脉瓣狭窄、外周动脉疾病等； 呼吸系统疾病：慢性阻塞性肺疾病、非囊性纤维化支气管扩张症、特发性肺纤维化、放射性肺毒性等； 其他：慢性肝病、肝移植等
医疗干预资格评估	心脏移植、重症监护室获得性虚弱、肺移植、肺减容术等

二、禁忌证（表 13.2）

表 13.2　六分钟步行试验的禁忌证

分类	禁忌证
绝对禁忌证	未控制的急性冠脉综合征，急性心力衰竭，有症状的重度主动脉瓣狭窄、严重主动脉缩窄或降主动脉瘤，急性主动脉夹层，急性心肌炎、心包炎或心内膜炎，有症状或血流动力学不稳定的心律失常，急性下肢深静脉血栓形成，急性肺栓塞及肺梗死，急性呼吸衰竭，未控制的哮喘，急性感染性疾病，急性肝、肾衰竭，精神异常不能配合
相对禁忌证	已知的冠状动脉左主干 50% 以上狭窄或闭塞，中至重度主动脉瓣狭窄无明确症状，缓慢型心律失常或高度及以上房室传导阻滞，梗阻性肥厚型心肌病，严重的肺动脉高压，静息心率 > 120 次 / 分，未控制的高血压（收缩压 > 180 mmHg 或舒张压 > 100 mmHg），近期脑卒中或短暂性脑缺血发作，心房内血栓，尚未纠正的临床情况（如严重贫血、电解质紊乱、甲状腺功能亢进症等），休息时外周血氧饱和度 < 85%，行走功能障碍者

三、影响因素（表 13.3）

表 13.3　影响六分钟步行试验结果的因素

分类	影响因素
减少 6MWD 的因素	高龄，身材矮小，肥胖，女性，缺乏动力、抑郁，较短的走廊（转弯次数增多），不舒适的步行鞋，认知功能障碍，慢性呼吸道疾病，慢性血管疾病，慢性肌肉骨骼疾病等
增加 6MWD 的因素	身材高大，男性，强大的动力（测试过程中的鼓励），有测试经验，测试前用药（硝酸酯类、曲美他嗪等药物），给运动中出现低氧血症的受试者补氧等

6MWD：六分钟步行试验距离。

四、6MWT 的结果解释

试验过程：在 6 min 内，要求受试者在平直走廊内尽全力步行最长距离。在解释 6MWT 的结果时，目前多数研究采用步行距离绝对值的报告形式。健康成年人六分钟步行试验距离（6MWD）为 400~700 m。6MWD 减少提示受试者的运动耐量下降，但没有针对疾病的特异性诊断价值。在心血管和呼吸系统疾病患者中，6MWD < 300 m 的患者预后较差。

心力衰竭患者的评估：在左室射血分数降低的心力衰竭患者中，

6MWT 与患者的死亡率、非致死性心血管事件和心力衰竭住院率密切相关，详见表 13.4。

表 13.4 心力衰竭患者分级

严重程度	六分钟步行试验距离
重度	< 150 m
中度	150~450 m
轻度	> 450 m

五、局限性

6MWT 结果相对心肺运动试验（CPET）缺乏精确性，但作为亚极量运动能力测试，可以在没有心肺运动试验检测条件的医疗机构中应用。6MWT 的局限性在于不能直接精准测定峰值氧耗量，不能明确运动耐量下降的原因及机制，测试结果也不具有诊断特异性。

六、总　结

6MWT 作为一种简便易行的亚极量水平的功能能力测试方法，具有良好的实用性和有效性，患者耐受性好，易于接受，尤其是对于中、重度运动能力下降的患者及老年患者。

拓展阅读

[1] Boxer R, Kleppinger A, Ahmad A, et al. The 6-minute walk is associated with frailty and predicts mortality in older adults with heart failure[J]. Congest Heart Fail, 2010, 16(5): 208–213.
[2] 中华医学会心血管病学分会心力衰竭学组，中国医师协会心力衰竭专业委员会，中华心血管病杂志编辑委员会. 中国心力衰竭诊断和治疗指南 2018[J]. 中华心血管病杂志，2018, 46 (10)：760–789.
[3] 中华医学会心血管病学分会，中国康复医学会心肺预防与康复专业委员会，中华心血管病杂志编辑委员会. 六分钟步行试验临床规范应用中国专家共识 [J]. 中华心血管病杂志，2022, 50(5)：432–442.
[4] Holland AE, Spruit MA, Troosters T, et al. An official European Respiratory Society American Thoracic Society technical standard: field walking tests in chronic respiratory disease[J]. Eur Respir J, 2014, 44(6): 1428–1446.

第十四章

心肺运动试验

一、定 义

心肺运动试验（CPET），是指在逐渐递增的运动负荷下，通过测定人体从静息状态到运动至最大用力状态及再恢复到静息状态过程中的气体代谢、心率、血压、血氧饱和度及心电图等一系列指标变化，记录受试者在测试过程中出现的相应症状，客观反映不同负荷水平下发生的生理病理变化及功能受损程度，从而综合评价心肺等器官系统整体功能和储备能力的一种检查方法。CPET 是一种客观、定量、无创的检查方法。

人体组织器官具有强大的功能储备，轻度或早期的功能障碍及调节异常在静息状态下往往不易被一般检查发现。运动时，各组织器官血液将重新分布，身体摄入氧气和排出二氧化碳的效率提高，心输出量增加、通气血流灌注改善、肌肉对氧的利用效率提高，神经体液系统协同调节以保证运动时增加的对血液供应和能量代谢的需求。

心肺运动试验利用外呼吸与细胞呼吸耦联的原理，通过外呼吸氧气摄入量和二氧化碳排出量的变化，了解细胞呼吸过程中线粒体氧利用和二氧化碳生成的变化（图 14.1）。使用气体分析技术计算出摄氧量（VO_2）和二氧化碳排出量（VCO_2）等参数，同时获得心率、血压、血氧饱和度及心电图变化等指标。通过对这些数据信息的综合分析，客观反映受试者运动过程中肺通气与换气、细胞能量代谢及血流动力学变化，阐明运动不耐受以及发生呼吸困难、心绞痛、下肢疲劳等症状的可能原因及其机制。

二、临床应用和禁忌证

1. 临床应用

心肺运动试验的临床应用包括心肺疾病严重程度评价与危险分层，以及外科术前风险评估等。

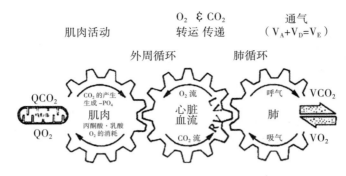

图 14.1　气体的转运过程

QO_2：细胞内的氧耗；QCO_2：细胞内二氧化碳的产量；CO_2：二氧化碳；$-PO_4$：磷酸；O_2：氧气；LV：左心室；RV：右心室；V_A：每分钟肺泡通气量；V_D：生理无效腔；V_E：通气量；VCO_2：二氧化碳排出量；VQ：摄入氧气含量。

图片引自：沈逸华，林沁，谢良地．心肺运动试验的指标及结果解读 [J]．中华高血压杂志，2019,27(1):84-88．

2. 禁忌证（表 14.1）

表 14.1　心肺运动试验的禁忌证

分类	禁忌证
绝对禁忌证	未控制的急性冠脉综合征；急性心力衰竭；有症状的重度主动脉瓣狭窄、严重主动脉缩窄或降主动脉瘤；急性主动脉夹层；急性心肌炎、心包炎或心内膜炎；有症状或血流动力学不稳定的严重心律失常，如多源多发室性早搏、频发的短阵室性心动过速、持续性室性心动过速等；严重的缓慢型心律失常，如高度及以上房室传导阻滞（起搏器置入患者除外）；急性肺栓塞及肺梗死；急性呼吸衰竭；未控制的哮喘；休息时外周血氧饱和度 < 85%；急性下肢深静脉血栓形成；近期发生非心脏原因可影响运动能力的疾病，或患有可因运动而加剧病情的疾病（如感染、肝 / 肾衰竭、甲状腺毒症）；未获得知情同意
相对禁忌证	已知的冠状动脉左主干 50% 以上狭窄或闭塞；无明确症状的中至重度主动脉瓣狭窄；梗阻性肥厚型心肌病；严重的肺动脉高压；静息心率 > 120 次 / 分；未控制的高血压（收缩压 > 180 mmHg 或舒张压 > 100 mmHg）；近期脑卒中或短暂性脑缺血发作；下肢肌间静脉血栓；尚未纠正的一些临床情况（如严重贫血、电解质紊乱、甲状腺功能亢进症等）；妨碍行走的骨科损伤；精神异常；不能配合者

三、测量和参数

CPET 的测量内容及测量指标中的常见参数如下：

（1）最大摄氧量（VO_{2max}）：是个体在心肺运动试验测量过程中达到本人最大运动负荷时，所记录的单位时间内摄氧量最大值，单位为 L/min，但为了更方便个体间的比较，常用纳入体重考量后的单位 mL/（kg·min）。最大摄氧量的正常范围在不同年龄和性别的人群中存在差异。一般随着年龄增长，最大摄氧量逐渐下降，同年龄段内男性最大摄氧量较女性高。最大摄氧量是评价功能状态的最可靠参数。

（2）无氧阈（AT）：当运动负荷增加到一定程度后，组织对氧的需求超过循环供氧能力，此时细胞开始通过无氧代谢提供能量，从有氧代谢到无氧代谢的临界点称为无氧阈。AT 也是评价功能状态的重要指标，反映组织摄氧能力和有氧运动强度的上限。

（3）二氧化碳通气当量（VE/VCO$_2$）：体内排出 1 L 二氧化碳所需要的通气量（VE）。心肺运动试验中常用 VE/VCO$_2$ 斜率来表示运动时的通气反应，斜率越大，表明通气效率越低。

四、心肺运动试验在相关疾病中的临床应用

1. 心功能分级

在慢性心力衰竭严重程度分级中，纽约心脏病学会（NYHA）心功能分级主要根据患者不同活动水平时的症状分为 4 级（Ⅰ~Ⅳ级）。该分级与最大摄氧量（VO$_{2max}$）和无氧阈（AT）相关性良好，表明心力衰竭症状与机体运送氧的能力密切相关。相较于 NYHA 分级的主观局限性，基于 VO$_{2max}$ 和 AT 是更客观的心功能评价方法（表 14.2）。

表 14.2　心功能分级（按照 VO$_{2max}$/kg 和 AT 分级）

级别	VO$_{2max}$[mL/（kg·min）]	AT[mL/（kg·min）]
A	>20	>14
B	16~20	11~14
C	10~15	8~10
D	<10	<8

VO$_{2max}$：最大摄氧量；AT：无氧阈。

2. 外科手术

手术会产生全身炎症反应综合征（SIRS），使组织摄氧量下降而需氧量增加，造成术中及术后阶段的组织氧债，随后对终末器官功能和创伤愈合过程造成不良影响。术前患者通过心肺运动试验表现出的运动能力能够反映其心输出量提高的能力，即氧传输能力，这项能力将在术后用于满足代谢增加的需要。术前 CPET 的结果与短期并发症和各期死亡发生率（30 d、90 d 和 ≥ 90 d）具有相关性（表 14.3）。

表 14.3 心肺运动试验对外科手术患者的风险和预后评估

指标	低风险	中风险	中高风险	高风险
主要的气体分析指标				
VO_{2max}	Weber 心功能 A 级：VO_{2max} > 20 mL/(kg·min)	Weber 心功能 B 级：VO_{2max} 为 16~20 mL/(kg·min)	Weber 心功能 C 级：VO_{2max} 为 10~15 mL/(kg·min)	Weber 心功能 D 级：VO_{2max} < 10 mL/(kg·min)
VE/VCO_2 曲线斜率	通气分级 Ⅰ：VE/VCO_2 斜率 < 30.0	通气分级 Ⅱ：VE/VCO_2 斜率 30.0~35.9	通气分级 Ⅲ：VE/VCO_2 斜率 36.0~44.9	通气分级 Ⅳ：VE/VCO_2 斜率 ≥ 45.0
AT	≥ 11 mL/(kg·min)	-	-	< 11 mL/(kg·min)
常规的运动试验指标				
血流动力学	运动中收缩压升高	运动中收缩压反应平坦	-	运动中收缩压下降
心电图	运动中和（或）恢复期没有持续心律失常和（或）ST 段显著改变	运动中和（或）恢复期出现心脏节律的改变和（或）ST 段的改变，没有导致运动试验终止	-	运动中和（或）恢复期出现心脏节律的改变和（或）ST 段的改变，导致运动试验终止
运动试验终止的主观原因	下肢肌肉疲劳	-	-	心绞痛或呼吸困难

VO_{2max}：最大摄氧量；AT：无氧阈。

拓展阅读

[1] 张琳, 田新瑞. 心肺运动试验对围手术期风险评估的研究进展 [J]. 心肺血管病杂志, 2023, 42(4): 375-379

[2] West MA, Lythgoe D, Barben CP, et al. Cardiopulmonary exercise variables are associated with postoperative morbidity after major colonic surgery: a prospective blinded observational study[J]. Br J Anaesth, 2014, 112(4): 665-671.

[3] Grant SW, Hickey GL, Wisely NA, et al. Cardiopulmonary exercise testing and survival after elective abdominal aortic aneurysm repair [J]. Br J Anaesth, 2015, 114(3): 430-436.

[4] 中华医学会心血管病学分会, 中国康复医学会心肺预防与康复专业委员会, 中华心血管病杂志编辑委员会. 心肺运动试验临床规范应用中国专家共识 [J]. 中华心血管病杂志, 2022, 50(10): 973-986.

[5] 宋燕新, 赵威. 心肺运动试验在非心脏手术围手术期的应用 [J]. 中华医学杂志, 2019, 99(2): 150-153.

[6] 沈逸华, 林沁, 谢良地. 心肺运动试验的指标及结果解读 [J]. 中华高血压杂志, 2019, 27(1): 84-88.

第十五章

心电图危急值

一、疑似急性冠脉综合征

（1）首次发现疑似急性心肌梗死的心电图改变。

（2）首次发现疑似各种急性心肌缺血的心电图改变。

（3）再发急性心肌梗死的心电图改变（注意与以往心电图及临床病史比较）。

二、严重快速型心律失常

（1）心室扑动、心室颤动。

（2）室性心动过速心室率≥150次/分，持续时间≥30 s或持续时间不足30 s伴血流动力学障碍。

（3）尖端扭转型室性心动过速，多形性室性心动过速，双向性室性心动过速。

（4）各种类型室上性心动过速心室率≥200次/分。

（5）心房颤动伴心室预激最短RR间期≤250 ms。

三、严重缓慢型心律失常

（1）严重心动过缓、高度及三度房室传导阻滞，平均心室率≤35次/分。

（2）长RR间期伴症状≥3.0 s；无症状≥5.0 s。

四、其 他

（1）提示严重低钾血症心电图表现[QT（U）显著延长、出现快速型心律失常，并结合临床实验室检查]。

（2）提示严重高钾血症的心电图表现（窦室传导），结合临床实验室检查。

（3）疑似急性肺栓塞心电图表现（并结合临床及相关检查）。

（4）QT间期延长：QTc≥550 ms。

（5）显性T波电交替。

(6) R-on-T 型室性早搏。

拓展阅读

[1] Sandau KE, Funk M, Auerbach A, et al. Update to practice standards for electrocardiographic monitoring in hospital settings: A scientific statement from the American Heart Association[J]. Circulation, 2017, 136(19): e273–e344.

[2] 中国心电学会危急值专家工作组. 心电图危急值 2017 中国专家共识.[J]. 临床心电学杂志，2017, 26(6): 401–402.

[3] 常规心电图检查操作指南编写专家组. 常规心电图检查操作指南 (简版)[J]. 实用心电学杂志，2019, 28(1): 1–6.

第十六章

动态心电图

动态心电图的主要价值,是用于发现并记录在通常短暂心电图检查时不易发现的及日常活动时发生的心电图改变,为临床诊断和治疗提供重要依据。

一、适应证

(1)与心律失常有关症状的评价:动态心电图对于常规心电图正常但有心脏症状,或心律变化与症状并不相符时,可作为首选的无创检查方法,以获得有意义的诊断资料。

(2)心肌缺血的诊断和评价:动态心电图监测可用于诊断胸痛的病因(冠状动脉粥样硬化性心脏病和变异型心绞痛)。

(3)晕厥:晕厥(由于心输出量低而导致脑部血流量突然或持续下降)可能是由原发性心电问题(心动过缓或心动过速)或血流动力学原因引起。动态心电图的作用是识别心动过缓(如窦性停搏、房室传导阻滞),或者是心动过速(如持续性室性心动过速)。

(4)心脏病患者预后的评价。

(5)心肌缺血及心律失常的药物疗效评价。

(6)起搏器功能评定。

二、禁忌证

动态心电图不宜用于无任何心脏病征象的正常人去发现心律失常或无症状性心肌缺血的常规检查方法,亦不宜用于人群中某些疾病的初次筛选以及以了解某些疾病发病率为目的的大面积人群普查。

三、记录时间

一般须连续记录24 h,包括日常活动及睡眠状态的心电变化,根据病情需要可延长至48~72 h或复查,以增加心律失常的检出率。有效记录一般不应少于22 h,进行起搏器功能评价时,有效记录应达到100%。

四、诊断应用

1. 窦性心动过速

24 h 总心搏＞14 万次。

2. 窦性心动过缓

最快心率＜80 次 / 分，总平均心率＜50~55 次 / 分。

3. 窦房结功能不全诊断标准

窦性心动过缓≤40 次 / 分，持续 1 min；二度 II 型窦房传导阻滞；窦性停搏＞3 s，窦性心动过缓伴短阵心房颤动、心房扑动或室上性心动过速，发作停止时窦性搏动恢复时间＞2 s。要注意药物引起的一过性窦房结功能异常。

4. 心肌缺血诊断及评价标准（应密切结合临床资料）

诊断心肌缺血标准：ST 段呈水平或下垂型压低≥1.0 mV（1.0 mm），持续时间≥1 min，2 次发作间隔时间≥1 min。

5. 期前收缩的评估

期前收缩是常见的心律失常，尤其是房性与室性期前收缩，交界性少见。按 24 h 发生的期前收缩数量，可将≥30 次 / 小时的期前收缩称为频发。正常人室性早搏≤100 次 /24 小时或 5 次 / 小时。期前收缩的发生率可随着年龄增长而升高。因室性期前收缩可诱发室性心动过速、心室颤动等致死性心律失常，因此对其更加重视。

拓展阅读

[1] 陈尔佳，李晓枫，方丕华. 2017 动态心电图国际指南和专家共识更新 [J]. 中国心血管杂志 ,2018,23(6):437–440.
[2] 尹彦琳. 动态心电图的规范化 [J]. 江苏实用心电学杂志 ,2013,22(3):634–642.
[3] 卢喜烈，段扬，朱金秀，等. 18 导动态心电图专家共识 [J]. 中国心血管病研究，2021, 19(9): 773–776.
[4] Uchimura-Makita Y, Nakano Y, Tokuyama T, et al. Time-domain T-wave alternans is strongly associated with a history of ventricular fibrillation in patients with Brugada syndrome [J]. J Cardiovasc Electrophysiol, 2014, 25 (9): 1021–1027.

第十七章

肺功能检查

肺功能是呼吸系统通气和换气等功能的总称,可运用特定的手段和仪器对受试者的呼吸功能进行检测和评价。

第一节 肺功能检查的适应证和禁忌证

一、适应证

(1)肺部疾病的诊断和鉴别诊断,具体指证是长达数周或以上的胸闷、呼吸困难、咳嗽、咳痰;较长时间的运动能力减退。个别情况下短时间内发病者也需要测定,特别是症状明显且体征或影像学检查缺乏阳性发现者。

(2)评价肺功能障碍的类型和严重程度。

(3)评价呼吸系统疾病的动态功能变化和治疗效果。

(4)评估麻醉、手术的可行性和术后并发症的发生。肺功能检查已成为多种手术或高危患者的常规检查,如胸部手术、上腹部手术、老年人或慢性阻塞性肺疾病(COPD)患者的其他手术。

二、禁忌证

1. 绝对禁忌证

(1)严重低氧血症患者。除非床旁普通监测,常规肺功能检查需停止吸氧,可导致低氧血症迅速加重。用力呼吸容易加重脑、心脏等缺氧。

(2)气胸及气胸愈合1个月内的患者。

(3)不稳定型心绞痛患者,4周内的心肌梗死患者,高血压危象或顽固性高血压患者。

(4)1个月内有过脑卒中、眼部手术、胸腔或腹腔手术的患者。

(5)2周内有咯血史或有活动性消化道出血的患者。

（6）肺功能检查当天已行内镜检查及活检的患者。上述疾病或病理状态下，用力或屏气容易导致疾病加重或出血发生，不宜行肺功能检查。

（7）有活动性呼吸道传染病或感染性疾病的患者，如开放性肺结核、流行性感冒、急性肺炎患者，容易导致交叉感染，不宜行肺功能检查。

（8）有习惯性流产的孕妇。用力或屏气容易导致流产，不宜行肺功能检查。

（9）已确诊患胸腔动脉瘤或脑动脉瘤，且未有效治疗的患者。该类患者用力呼吸容易诱发动脉瘤破裂。

2. 相对禁忌证

（1）用力呼吸或屏气容易导致疾病加重或流产，肺功能检查应慎重：①张力性肺大疱患者；②较重心血管疾病患者，如严重腹主动脉瘤患者、严重主动脉瓣狭窄患者、心绞痛患者、严重高血压患者、频发性室性期前收缩或严重心房颤动患者；③颞下颌关节易脱臼的患者；④严重疝气、痔疮、重度子宫脱垂患者；⑤中、晚期妊娠女性。

（2）下述情况多不能有效完成可接受的肺功能测定，肺功能结果解读有困难：①插胃管或气管切开的患者，用力或屏气有脱管风险，肺功能检查应慎重。②鼓膜穿孔患者，容易发生漏气，且急性者可能加重病情；慢性者若有测定指征时，需先堵塞患者耳道，然后测定。③配合较差或体弱无力的患者，前者如偏瘫、面瘫、脑血管意外、脑瘫、智力障碍、耳聋患者，以及儿童和部分老年患者；后者如重症肌无力患者。

（3）该类患者难以准确测定，重复测定更困难：明显胸痛、腹痛、面痛、头痛的患者；口腔疾病患者；剧咳患者；压力性尿失禁患者。

第二节 肺功能检查中的常见指标

（1）PEF：呼气流量峰值，指从肺总量位置用最大力量、最快速度呼气所产生的最大瞬间呼气流量。主要用于哮喘的动态随访。

（2）FEF25%：指用力呼出25%肺活量时的最大瞬间呼气流量。

（3）FEF50%：指用力呼出50%肺活量时的最大瞬间呼气流量。是反映小气道功能的常用参数。

（4）FEF75%：指用力呼出75%肺活量时的最大瞬间呼气流量。是反映小气道功能的常用参数。

（5）FVC：用力肺活量，指深吸气至肺总量，做最大力量、最快速度的呼气所呼出的最大气体容积。

（6）FEV_1：第1秒用力呼气容积，简称"1秒量"。指在肺总量位置用力呼气1 s所呼出的气体容积。在肺功能测试中重复性最好、用于舒张和激发试验，也是判断损害程度的最常用参数。

（7）FEV_1/FVC：一秒率，FEV_1与FVC的比值，是最常用的判断有无呼气气流阻塞的参数。

（8）MVV：最大自主通气量，是指受检者在1 min内的最大通气量。

第三节　支气管舒张试验

1. 定　义

痉挛收缩的气道可自然或经支气管舒张药物治疗后缓解的现象，称为气道可逆性。临床上常用支气管舒张试验来检查气道可逆性。通过给予支气管舒张药物，观察阻塞气道的舒张反应，称为支气管舒张试验。

2. 结果判断与报告规范

（1）指标选择：可选择的指标中以FEV_1和FVC最为常用。

（2）结果判读：推荐支气管舒张试验的阳性标准为用药前后的FEV_1和（或）FVC，两者分别计算，实测值改善量≥200 mL且改善率≥12%为阳性，否则为阴性。

第四节　肺功能诊断和报告

肺功能诊断常用的概念：肺量计的指标≥正常值下限为正常。如肺功能报告没有正常值下限，则可采用主要指标FVC、FEV_1预计值≥80%为正常，$FEV_1/FVC > 92\%$预计值为正常。肺通气功能正常指各种肺容积参数、通气功能参数皆在正常范围内。

一、肺通气功能障碍的类型

主要分为阻塞性通气功能障碍、限制性通气功能障碍，以及混合性通气功能障碍（表17.1）。

表 17.1　各类型肺通气功能障碍的判断及鉴别

类型	FVC	FEV_1	FEV_1/FVC
阻塞性	–/↓	↓	↓
限制性	↓	↓/–	–/↑
混合性	↓	↓↓	↓

–：正常；↓：下降；↑：上升。FVC：用力肺活量；FEV_1：第 1 秒用力呼气容积。

（1）阻塞性通气功能障碍：指气流吸入和（或）呼出受限引起的通气功能障碍。其特征是 FEV_1/FVC 降低。

（2）限制性通气功能障碍：指肺扩张和（或）回缩受限引起的通气功能障碍。其诊断标准是 FVC 或肺活量（VC）＜正常值下限或 80% 预计值，FEV_1/FVC 正常或升高。如能检测肺总量（TLC），则以肺总量下降作为金标准。

（3）混合性通气功能障碍：指同时存在阻塞性和限制性通气功能障碍。

二、肺通气功能障碍的分级

最大自主通气量（MVV）是反映通气功能最科学的参数，但测定难度较大，重复性较差，尤其是在阻塞性通气功能障碍患者中。MVV 与 FEV_1 呈较好的正线性相关关系，可用后者换算，但并无实际价值。部分情况也可能有较大误差，特别是在限制性通气功能障碍患者中，故目前不再用 MVV 实测值或基于 FEV1 的换算值评价通气功能，而直接用 FEV_1 评价。建议采用 5 级分法（表 17.2）。

表 17.2　肺通气功能障碍的程度分级

严重程度	FEV_1 占预计值百分比
轻度	≥ 70% 但＜正常值下限或 FEV_1/FVC ＜正常值下限
中度	60%~69%
中重度	50%~59%
重度	35%~49%
极重度	＜ 35%

FEV_1 预计值 ≥ 80% 为正常，FEV_1/FVC 占正常预计值的百分比 ≥ 92% 为正常。

需要强调的是，肺功能检查结果受很多因素的影响，与仪器的准确性、操作者的指导及技术的熟练程度、受检者的配合程度等因素相关，患者配合不好时获得的肺功能检查结果没有临床价值。

第五节 肺功能检查在慢性气道疾病诊断和管理中的应用

一、慢性阻塞性肺疾病

肺通气功能检测是慢性阻塞性肺疾病（COPD）的诊断必备手段，吸入支气管舒张剂后 $FEV_1/FVC < 0.7$ 或正常值下限是诊断 COPD 的金标准，必须强调是吸入支气管舒张剂后。COPD 病情严重度分级中，FEV_1 作为独立指标，根据 FEV_1 占预计值的百分比，将 COPD 分为 GOLD4 级，$FEV_1 \geq 80\%$ 预计值为 GOLD1 级，50% 预计值 $\leq FEV_1 < 80\%$ 预计值为 GOLD2 级，30% 预计值 $\leq FEV_1 < 50\%$ 预计值为 GOLD3 级，$FEV_1 < 30\%$ 预计值为 GOLD4 级（表17.3）。FEV_1 越低，预后越差，如果短期内 FEV_1 进行性下降，则预示疾病进展迅速，预后更差。此 4 级分类法仅限于 COPD。肺通气功能指标还可作为指导药物选择的参考依据，如果 COPD 患者支气管舒张试验阳性，或应用支气管舒张剂后 FEV_1 改善较多，结合外周血嗜酸性粒细胞计数，提示该患者气道阻塞可逆因素较多，可能合并哮喘，除了用支气管舒张剂外，还应加用吸入型糖皮质激素（ICS）。

表 17.3 慢性阻塞性肺疾病通气功能下降分级

严重程度	分级标准
轻度	$FEV_1 \geq 80\%$ 预计值
中度	$50\% \leq FEV_1 < 80\%$ 预计值
重度	$30\% \leq FEV_1 < 50\%$ 预计值
极重度	$FEV_1 < 30\%$ 预计值

二、哮喘

对于哮喘的诊断，肺通气功能检测也是必备手段。哮喘的诊断标准中，除了临床症状、体征外，还需要有可变的气流受限的客观依据，以下 3 条至少要符合 1 条：支气管舒张试验阳性；支气管激发试验阳性；24 h 呼气流量峰值（PEF）变异率 $> 10\%$。

拓展阅读

[1] 朱蕾，陈荣昌. 成人肺功能诊断规范中国专家共识 [J]. 临床肺科杂志, 2022, 27(7): 973–981.

[2] 朱蕾，陈荣昌. 成人常规肺功能测定规范中国专家共识 [J]. 临床肺科杂志, 2022, 27(11): 1621–1633.

[3] 中华医学会，中华医学会杂志社，中华医学会全科医学分会，等. 常规肺功能检查基层指南 (2018 年)[J]. 中华全科医师杂志, 2019, 18(6): 511–518.

[4] Falaschetti E, Laiho J, Primatesta P, et al. Prediction equations for normal and low lung function from the Health Survey for England. Eur Respir J,2004,23(3): 456–463.

第十八章

冠状动脉 CT 血管成像

冠状动脉 CT 血管成像（CTA）作为评估冠状动脉疾病的无创性方法，对冠状动脉疾病的检测具有较高的灵敏度，对于排除冠状动脉病变的诊断价值（阴性预测值）更高，已被临床广泛认可和应用。

第一节 适应证和检查注意事项

一、适应证

（1）冠心病诊断。冠心病定义为由动脉粥样硬化病变导致的至少 1 处冠状动脉管腔 ≥ 50% 的狭窄。
（2）经皮冠脉介入术（PCI）评价。
（3）冠状动脉旁路移植评价。
（4）非冠心病心脏手术前的冠状动脉评价。

二、需要重点了解并进行评估的患者人群

妊娠、碘过敏、β 受体阻滞剂禁忌证、硝酸甘油禁忌证、对比剂肾病、其他过敏反应（支气管哮喘活动期）、肥厚型心肌病、严重的主动脉瓣狭窄患者等。对于急性主动脉夹层、慢性肺动脉高压、不稳定型心绞痛和心肌梗死的患者，冠状动脉 CTA 检查存在风险，如有肾功能不全病史的患者，需要依据 1 个月内的肌酐水平评估肾小球滤过率（GFR）。如果 GFR < 60%，则为相对禁忌证；GFR < 30%，则为绝对禁忌证。

三、冠状动脉 CT 扫描对心率的要求

对于 64 排 CT，建议心率低于 70 次 / 分，双源 CT 建议低于 90 次 / 分。图像质量在低心率组（≤ 70 次 / 分）显著优于高心率组（≥ 90 次 / 分）。

四、心律失常

如频发期前收缩和心房颤动者,建议服用β受体阻滞剂以稳定心率,随心率加快,不可评估的冠状动脉节段增加。软件只能部分改善由单发房性或室性期前收缩带来的伪影,难以改善由快速心房颤动、窦性心律不齐、间位室性早搏及束支传导阻滞等其他心律失常带来的图像质量问题。

第二节 冠状动脉的分段

按照纽约心脏病学会(NYHA)冠状动脉节段定义,选择一些标记,如第一间隔支、对角支、钝缘支、后降支、左心室后支等,将左右冠状动脉分为15节段,具体分段定义参考图18.1。

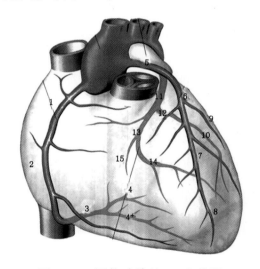

图 18.1 冠状动脉的 15 个节段

注:右冠状动脉开口至第一转折处(右冠状动脉近段为1段)、第一转折至第二转折(右冠状动脉中段为2段)、第二转折至后降支分叉部(右冠状动脉远段为3段)、左心室后支或后降支(选择粗大的一支为4段,另一支为4+段,左心优势冠状动脉时,4和4+段归入回旋支);左主干(为5段)、前降支起始部至第一间隔支(前降支近段为6段)、第一间隔支至心尖部均匀分成2段(前降支中段和远段分别为7段和8段)、第一对角支(或中间支)和第二对角支分别为9段和10段;回旋支开口至第一钝缘支发出(或回旋支主干的近1/3为11段)、第一钝缘支(选近段发出的粗大的1支为12段)、第一和第二钝缘支之间(或回旋支主干的中段为13段)、第二钝缘支(选中段发出的粗大的1支为14段)、回旋支主干的远段为15段。

图片引自:《心脏冠状动脉多排CT临床应用专家共识》(2011)。

第三节 冠状动脉 CTA 的结果解读

一、报告书写内容

冠状动脉 CTA 诊断报告应该按以下顺序描述。

（1）冠状动脉有无解剖变异，如起源异常和走行异常等。

（2）冠状动脉供血类型：包括右优势型、左优势型和均衡型。

（3）冠状动脉有无扩张或冠状动脉瘤的定位和大小。

（4）各支冠状动脉钙化积分，以及患者的总体钙化积分。

（5）按 15 节段描述 ≥ 2 mm 血管节段有无斑块及其大体组织构成 [非钙化斑块、钙化斑块、混合斑块（以非钙化斑块为主或以钙化斑块为主）]；同时描述该病的分布，即局限性（范围 < 1 cm）、节段性（1~3 cm）或弥漫性（ > 3 cm），详见表 18.1。

表 18.1 冠状动脉 CTA 诊断报告中需要描述的内容和推荐等级

报告内容	定义	推荐等级
冠状动脉优势型	右优势型，均衡型，左优势型	Ⅰ级
冠状动脉钙化积分	左主干、前降支、回旋支、右冠状动脉单支血管积分，以及相加后的总积分	Ⅰ级
冠状动脉病变分析		
定位	根据国际心血管 CT 学会 18 节段法	Ⅰ级
可评估性	重点描述图像不可评价原因	Ⅰ级
狭窄程度 (分级)	分为 0%、轻度、中度、重度、完全闭塞	Ⅰ级
病变范围	局限性（< 1 cm)、阶段性 (1-3 cm)、弥漫性 (> 3 cm)	Ⅰ级
特殊类型描述	开口病变、分叉病变、弥漫性钙化病变、完全闭塞病变 (长度、闭塞近端组织特征、钙化程度)	Ⅱ级
斑块类型	钙化斑块、非钙化斑块、混合斑块 (混合斑块以钙化为主，混合斑块以非钙化斑块为主)	Ⅰ级
高危斑块特征	高危斑块：餐巾环征、低密度大体积斑块、正性重构、点状钙化	Ⅱ级
冠状动脉支架术后复查		
支架大小	仅对直径 ≥ 3 mm 支架内再狭窄评估	Ⅰ级
支架内再狭窄	不建议对支架内再狭窄程度做定量诊断	Ⅲ级
支架断裂	推荐使用 CT 诊断支架断裂	Ⅱ级

续表

报告内容	定义	推荐等级
CABG		
CABG 术前评价	升主动脉吻合口周围钙化程度	Ⅰ级
CABG 术后评价	搭桥血管通畅性和冠状动脉病变	Ⅰ级
心肌桥的诊断		
心肌桥的形态	评价心肌桥的长度与深度	Ⅰ级
心肌桥的功能	在收缩期图像上判断心肌桥受压迫程度或狭窄程度	Ⅱ级
冠状动脉以外的病变		
心肌异常	观察心肌的密度、结构(厚度和运动)异常	Ⅰ级
心腔和瓣膜结构异常	观察心腔内的结构异常，如瓣膜钙化、心腔大小、血栓、占位、收缩功能等	Ⅰ级
主动脉和肺血管异常	评价扫描范围内所及的主动脉和肺血管疾病	Ⅰ级
肺、纵隔、膈下病变	评价肺与胸膜、纵隔、膈下等偶发病变	Ⅰ级
"危急值"病变	"危急值"病变在报告中有特别提示，以警示患者和临床医生	Ⅰ级

CABG：冠状动脉旁路移植术。Ⅲ~Ⅰ级是推荐指数由低到高。

二、冠状动脉钙化积分评估

冠状动脉钙化定义为冠状动脉管壁上 CT 值 > 350 HU 的斑块。所有分支血管钙化积分的总和即是该患者的总钙化积分。

冠状动脉钙化是冠状动脉粥样硬化病变存在的标志，对于了解斑块的分布和程度、指导是否行经皮冠状动脉介入（PCI）治疗，以及随访病变的进展有很大意义。但是，冠状动脉钙化积分对诊断冠状动脉管腔狭窄的作用有限。冠状动脉钙化可对心血管疾病风险进行危险分层，冠状动脉钙化评分为 0 提示患者风险极小。冠状动脉钙化评分 ≥ 1000 是心血管疾病风险显著升高的有力指标（表 18.2；图 18.2）。

表 18.2　冠状动脉钙化评分表

钙化评分	钙化程度
0	无钙化
1~99	轻度钙化
100~399	中度钙化
≥ 400	重度钙化
≥ 1000	极重度钙化

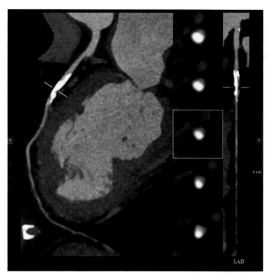

图 18.2　心脏冠状动脉 CTA（双源），前降支近中段钙化斑块

三、冠状动脉粥样硬化斑块负荷评估

对斑块进行定量分析，可分析 1 支冠状动脉全程或划定区域的斑块负荷，包括以下几个方面。①斑块性质：CT 值 > 350 HU 为钙化斑块，CT 值在 131~350 HU 为纤维斑块，CT 值在 31~130 HU 为纤维脂质斑块，CT 值在 -30~30 HU 为坏死核心。②斑块负荷：斑块包括长度（mm）、总体积及各种斑块成分体积（mm^3）、各种斑块成分负荷（斑块体积/总体积 ×100%）。③管腔狭窄程度：斑块处管腔横截面积、斑块横截面积，计算管腔狭窄率。

四、高危斑块

急性冠脉综合征，包括心源性猝死、急性心肌梗死和不稳定型心绞痛，是继发于斑块破裂和侵蚀导致的急性冠状动脉血栓形成，或慢性病变导致的管腔严重狭窄。这些斑块特征在冠状动脉 CTA 上有以下表现。①低衰减斑块：密度 < 30 HU 的斑块（LAP）。②管腔阳性重构（PR），即病变处最大血管直径与近端正常血管段的管径比值 > 1.1。具有这两种 CT 特征的斑块称为两特征阳性斑块（2-FPP）。③环状坏死核心（餐巾环征）：低 CT 衰减的中心区域，明显与管腔接触并被一圈高衰减包围，未来主要心血管不良事件（MACE）密切相关。④点状钙化：在任何方向上直径 < 3 mm 的小灶性钙化（图 18.3）。

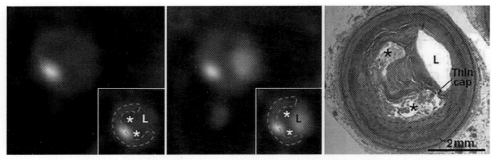

图 18.3（见彩插） 横截面 CT 显示的冠脉斑块餐巾环征与点状钙化

五、冠状动脉狭窄程度评估

一般将狭窄程度分为 0（无狭窄）、1%~49%（轻度狭窄）、50%~69%（中度狭窄）、70%~99%（重度狭窄）及 100%（闭塞）5 个等级。

六、先天性冠状动脉发育异常

先天性冠状动脉发育异常较少见，却是突发心肌梗死或猝死的重要病因。冠状动脉 CT 可显示冠状动脉走行、起源和终止，以及与心室腔的关系。

1. 开口起源异常

开口于升主动脉而非冠状动脉窦；左、右冠状动脉多个开口；单开口（单冠）畸形；冠状动脉起源于肺动脉；某支冠状动脉从另一冠状动脉窦发出，如右冠状动脉从左冠状动脉窦发出、左冠状动脉从右冠状动脉窦发出、前降支或回旋支从右冠状动脉窦发出，或左、右冠状动脉从无冠状动脉窦发出等。

2. 走行异常

CT 对于显示心肌桥非常有利，根据冠状动脉被心肌包埋的程度将心肌桥分为不完全型（部分包埋）、浅表型（包埋 ≤ 1 mm）和深包埋型（心肌包埋 ≥ 1 mm）；收缩期管腔狭窄的程度与肌桥的深度和左室收缩期室壁的增厚程度相关。

3. 终止异常

（1）冠状动脉瘘：左、右冠状动脉均可发生，常见左心房瘘、右心房瘘、右心室瘘和肺动脉瘘。

（2）左、右冠状动脉连通：在没有冠状动脉重度狭窄或闭塞的情况下，左右冠状动脉有较粗大的分支相通，类似于侧支循环血管。

（3）冠状动脉与心包外血管的连通：主要见于冠状动脉重度狭窄或闭塞时，冠状动脉分支与支气管动脉、肋间和内乳动脉、纵隔内动脉等相通。

七、急性冠脉综合征（ACS）的诊断

（1）不稳定型心绞痛的肇事斑块更常见于非钙化斑块，而稳定型心绞痛更常见于钙化斑块。肇事斑块与非肇事斑块相比密度更低（更趋于是血栓组织），平均 CT 值分别是 35.0 ± 15.1 HU 和 67.5 ± 26.5 HU。

（2）急性冠脉综合征患者与稳定型心绞痛患者相比，肇事血管受累范围更大、更常见于血管的阳性重构。

八、胸痛 3 种疾病的排除诊断

胸痛三联征主要指冠心病引起的心绞痛、急性肺动脉血栓栓塞和主动脉夹层。

九、冠状动脉支架评估

冠状动脉 CTA 对支架随访的价值在于评价支架是否完全闭塞、支架周边再狭窄、支架内是否有显著的内膜增生或血栓形成、支架位置不良或假性动脉瘤等。由于目前支架均由金属材料制成，支架金属材料的硬度和编织工艺，均影响 CT 对支架内管腔的观察，目前仅可对支架直径 $\geqslant 3$ mm 的支架内再狭窄做出评估。

十、冠状动脉旁路移植评价

（1）术前评价内乳动脉（IMA）解剖和升主动脉管壁粥样硬化（钙化和管壁增厚情况），以确定升主动脉能否吻合。

（2）术后能够对桥血管通畅性做出准确评估，包括远端吻合口是否通畅，以及固有冠状动脉的逆行充盈（run-off）。适应证主要包括冠状动脉旁路移植术后的常规复查、新发的心绞痛、胸主动脉新发病变或冠状动脉造影失败。

十一、冠状动脉 CTA 检查中的常见缩略语

常见缩略语详见表 18.3。

表 18.3 冠状动脉 CTA 检查中的常见缩略语

英文缩写	中文
LM	左主干
LAD	前降支
LCX	回旋支
D	对角支
OM	钝缘支
RI	中间支
S	前室间隔支
RCA	右冠状动脉
CB	圆锥支
SN	窦房结动脉
RV	右室支
PDA	后降支
PLV	左室后支
AM	锐缘支
AVN	房室结支

拓展阅读

[1] 中华放射学杂志心脏冠状动脉多排 CT 临床应用协作组. 心脏冠状动脉多排 CT 临床应用专家共识 [J]. 中华放射学杂志, 2011, 45(1):9–17.

[2] 高扬, 吕滨. 冠状动脉 CT 血管成像最新临床应用推荐及诊断规范 [J]. 中华放射学杂志, 2022, 56(10): 1160–1164.

[3] 中国医师协会放射医师分会. 冠状动脉 CT 血管成像斑块分析和应用中国专家建议 [J]. 中华放射学杂志, 2022, 56(6): 595–607.

[4] Greenland P, Blaha MJ, Budoff MJ, et al. Coronary calcium score and cardiovascular risk[J]. J Am Coll Cardiol, 2018, 72: 434–437.

[5] Narula J, Chandrashekhar Y, Ahmadi A, et al. SCCT 2021 expert consensus document on

[6] 中华医学会放射学分会心胸学组，中华放射学杂志心脏冠状动脉多排 CT 临床应用指南写作专家组．心脏冠状动脉 CT 血管成像技术规范化应用中国指南 [J]．中华放射学杂志，2017, 51(10): 732–743.

[7] 邓小飞, 舒政．冠状动脉解剖异常及临床意义（一）——冠状动脉解剖、数目及起源异常 [J]．中国医学计算机成像杂志，2011, 17(2): 176–179.

[8] D'Errico F, Ricci F, Luciano A, et al. The impact of nitroglycerin on the evaluation of coronary stenosis in coronary-CT: Preliminary study in 131 patients. J Clin Med, 2023, 12(16): 5296.

第十九章
心脏超声在瓣膜性疾病术前评估中的应用

心脏瓣膜病是由多种原因引起的心脏瓣膜狭窄和（或）反流所致的心脏疾病。超声心动图是证实心脏瓣膜病的诊断并评估其严重程度的首选方法。

第一节　主动脉瓣疾病

一、主动脉瓣狭窄

主动脉瓣狭窄的常见原因包括先天性、风湿性和老年退行性病变。随着人口老龄化，退行性（钙化性）主动脉瓣狭窄在我国逐渐增多。

关于主动脉瓣狭窄的严重程度分级，主动脉瓣口面积 < 1.0 cm^2，峰值流速 ≥ 4.0 m/s 或主动脉瓣平均跨瓣压差 ≥ 40 mmHg（1 mmHg=0.133 kPa），达到上述 3 个标准中的任何 1 个均提示重度主动脉瓣狭窄（表 19.1；图 19.1）。

表 19.1　主动脉瓣狭窄的分级标准

项目	轻度狭窄	中度狭窄	重度狭窄
峰值流速	2.6~2.9 m/s	3.0~4.0 m/s	≥ 4.0 m/s
平均跨瓣压差	< 20 mmHg	20~40 mmHg	≥ 40 mmHg
主动脉瓣口面积	> 1.5 cm^2	1.0~1.5 cm^2	< 1.0 cm^2
主动脉瓣口面积指数	> 0.85 cm^2/m^2	0.6~0.85 cm^2/m^2	< 0.6 cm^2/m^2
速度比值	> 0.5	0.25~0.50	< 0.25

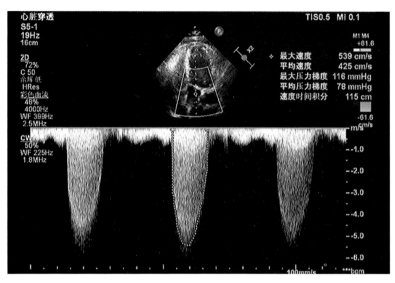

图 19.1（见彩插） 经胸心脏超声显示主动脉瓣重度狭窄

二、主动脉瓣反流

主动脉瓣反流主要由主动脉瓣膜本身病变、主动脉根部疾病所致。根据发病情况分为急性和慢性两种。主动脉瓣反流的病因和发病机制包括先天性心脏病瓣叶病变、获得性瓣叶病变、先天性心脏病遗传性主动脉根部病变及获得性主动脉根部病变。

重度主动脉瓣反流的手术指征为：出现症状；无症状但左室射血分数（LVEF）≤ 50% 和（或）左室收缩末内径 > 50 mm（25 mm/m^2）或左室舒张末内径 > 70 mm（表 19.2；图 19.2）。

表 19.2 主动脉瓣反流程度的分级标准

项目	轻度反流	中度反流	重度反流
结构			
主动脉瓣叶	正常或异常	正常或异常	异常、连枷或宽对合间隙
左心室大小	正常（除外其他原因导致的左心室扩大）	正常或扩大	通常扩大（除急性）
多普勒定性参数			
血流汇聚现象	无或很小	介于中间	明显

续表

项目	轻度反流	中度反流	重度反流
反流束连续多普勒频谱密度	淡或不完全	密集	密集
压力减半时间	慢；> 500 ms	200~500 ms	陡；< 200 ms
降主动脉内舒张期逆流	短暂；舒张早期逆流	介于中间	显著的全舒张期逆流
半定量参数			
缩流颈宽度	< 0.30 cm	0.30~0.60 cm	> 0.60 cm
反流束宽度/LVOT 宽度	< 25%	25%~64%	≥ 65%
反流束/LVOT 横截面积	< 5%	5%~59%	≥ 60%
定量参数			
反流容积	< 30 mL	30~59 mL	≥ 60 mL
反流分数	< 30%	30%~49%	≥ 50%
有效反流口面积	< 0.10 cm^2	0.10~0.29 cm^2	≥ 0.30 cm^2

LVOT：左室流出道。

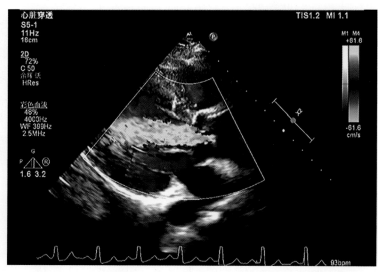

图 19.2（见彩插） 经胸心脏超声显示主动脉瓣反流

第二节 二尖瓣疾病

一、二尖瓣反流

二尖瓣由二尖瓣瓣叶、瓣环、腱索、乳头肌构成，同时二尖瓣的启闭功能还与其连接的左心房及左心室大小和功能密切相关，以上 6 个组成部分任一部分发生病变均可导致二尖瓣启闭功能障碍。二尖瓣反流在瓣膜病中发病率最高。可根据导致瓣叶反流的原始病因分为原发性（又称为器质性，因二尖瓣器质性病变导致），继发性（又称为功能性，因左心室或左心房的扩大或功能不全导致继发闭合不全）及混合性（合并原发性和继发性因素）3 种（表 19.3，表 19.4；图 19.3）。

表 19.3 二尖瓣反流的病因学分类及发生机制

分类及病因	解剖	常见病例
原发性（器质性）二尖瓣反流		
退行性变或黏液样变性	瓣叶冗余、脱垂、增厚	纤维弹力变性，马方综合征
	腱索延长、断裂致脱垂，钙化	巴洛综合征
	瓣环扩大	老年性退行性变
乳头肌或腱索断裂	瓣叶脱垂、连枷	急性心肌梗死
心内膜炎	赘生物、瓣叶穿孔	感染性二尖瓣病变
	瓣叶瘤、脓肿等	感染性二尖瓣病变
先天畸形	瓣叶裂（前叶常见）	先天性心内膜垫缺损
风湿性病变	瓣叶增厚挛缩	风湿性二尖瓣病变
	腱索挛缩钙化，交界融合	风湿性二尖瓣病变
外伤或医源性损伤	各种瓣膜损伤	胸部挤压伤，心脏介入手术
全身疾病累及瓣膜	各种类型瓣膜损害	结缔组织病、血管炎
继发性（功能性）二尖瓣反流		
缺血性二尖瓣反流	左心室重构、下后壁心肌运动异常、膨展或室壁瘤形成，乳头肌移位及瓣环扩张	后下壁心肌梗死
非缺血性二尖瓣反流	左心室重构，乳头肌移位，瓣环扩张	扩张型心肌病
	二尖瓣收缩期前向活动（SAM 征）相关的二尖瓣反流	梗阻性肥厚型心肌病
	单纯瓣环扩张	心房颤动

表 19.4　二尖瓣反流程度的分级标准

项目	轻度反流	中度反流	重度反流
结构病变			
二尖瓣结构	瓣器结构无异常或轻微病变	瓣器结构轻微扩大	严重明显的瓣膜结构病变
房室腔大小	正常	正常或轻度扩大	扩大
多普勒定性			
彩色反流束面积	小、中心性、窄、短促	适中	大、中心性>50%左心房面积，偏心性较大面积冲击左心房壁
反流信号汇聚	不明显	中等	明显且持续全收缩期
反流频谱	信号淡、不完整	中等	信号浓密、全收缩期、倒三角形
半定量参数			
缩流颈宽度	<0.3 cm	0.3~0.7 cm	≥0.7 cm
肝静脉频谱	收缩期为主	正常或收缩期减弱	几乎无收缩期或收缩期逆流
二尖瓣前向频谱	A 峰为主	不定	E 峰为主（>1.2 m/s）
定量参数			
有效反流口面积	<0.2 cm^2	0.2~0.39 cm^2	≥0.4 cm^2
反流容积	<30 mL	30~59 mL	≥60 mL
反流分数	<30%	30%~49%	≥50%

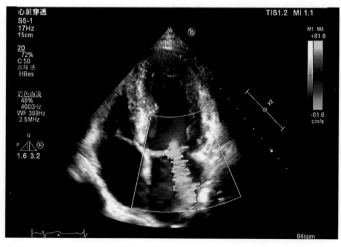

图 19.3（见彩插）　经胸心脏超声显示二尖瓣反流

二、二尖瓣狭窄

二尖瓣狭窄的病因和发病机制包括风湿性（瓣叶交界处粘连等）、退行性（瓣叶或瓣环、瓣下腱索钙化等）、先天性（"降落伞"形二尖瓣等）（表 19.5；图 19.4）。

表 19.5　二尖瓣狭窄程度的分级标准

项目	轻度狭窄	中度狭窄	重度狭窄
特征性表现			
二尖瓣口面积	1.5~2.0 cm^2	1.0~1.5 cm^2	< 1.0 cm^2
辅助性指标			
平均跨瓣压差	< 5 mmHg	5~10 mmHg	> 10 mmHg
肺动脉收缩压	< 30 mmHg	30~50 mmHg	> 50 mmHg

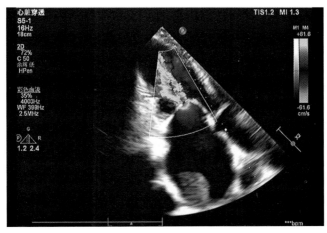

图 19.4（见彩插）　经胸心脏超声显示二尖瓣狭窄

第三节　三尖瓣和肺动脉瓣疾病

一、三尖瓣反流

三尖瓣反流分为继发性（功能性）和原发性反流。我国最常见的继发性三尖瓣反流原因为左心瓣膜疾病和扩张型心肌病，肺动脉高压也较常见；原发性反流以黏液样病变居多，起搏器等右心腔导线装置引起的较为严重的三尖瓣反流也越来越多（表 19.6）。

表 19.6 三尖瓣反流程度的分级标准

参数	轻度	中度	重度
结构			
三尖瓣形态	正常或轻度异常	中度异常	重度异常（连枷样运动、严重的挛缩）
右心径线	正常	正常或轻度扩张	通常增大（急性大量反流，右心室大小可能正常）
三尖瓣环内径	–	–	≥ 40 mm（或 > 21 mm/m²）
下腔静脉内径	正常 < 2.0 cm	正常或轻度扩张 2.1~2.5 cm	扩张 > 2.5 cm
多普勒定性			
反流束面积	小、窄、中心性	中量中心性	大量中心性或偏心性贴壁反流束
连续多普勒频谱	频谱较透明、不完整、抛物线形	致密频谱、抛物线形或三角形	致密、通常为三角形
半定量法			
缩流颈宽度	< 0.3 cm	0.30~0.69 cm	≥ 0.7 cm
肝静脉血流	收缩期血流为主	收缩期血流圆钝	收缩期血流反向
三尖瓣血流	A 峰为主	变化较多	E 峰 > 1.0 m/s
等速球面至缩流颈半径	≤ 0.5 cm	0.6~0.9 cm	> 0.9 cm
定量法			
有效反流口面积	无数据支持	无数据支持	≥ 0.4 cm²
二维血流汇聚法测量反流量	无数据支持	无数据支持	≥ 45 mL

二、三尖瓣狭窄

三尖瓣狭窄相对并不常见，以风湿性心脏病为主要病因，且很少独立存在，常伴随二尖瓣狭窄及反流出现。

三、肺动脉瓣反流

肺动脉瓣反流大多数是由肺动脉瓣环扩大和肺动脉主干扩张引起。病理性肺动脉瓣反流不常见，大多伴有瓣膜结构异常。最常见的病因是各种原因所致的肺动脉高压。继发性肺动脉瓣反流在肺动脉压力升高的患者中最为常见，但反流量通常较小，瓣叶结构正常。原发性肺动脉瓣反流主要见于肺动脉瓣叶异常，以及肺动脉瓣狭窄球囊瓣膜成形术后。严重的原发性肺动脉瓣反流可导致右心室扩大，但右心室功能通常保留。慢性重度肺动脉瓣反流可导致右心室功能障碍（表19.7）。

表19.7 肺动脉瓣反流严重程度的分级标准

参数	轻度反流	中度反流	重度反流
肺动脉瓣叶结构	正常	正常或异常	异常或可能显示不清
右心室大小	正常（除外其他原因）	正常或异常	扩张（除外急性）
缩流颈	起源窄	介于中间	起源宽
反流束宽度与肺动脉瓣环比值	–	–	> 0.7
反流束频谱密度和轮廓	弱	强	强；舒张期血流提前终止
肺动脉瓣反流频谱 PHT	–	–	< 100 ms
肺动脉瓣反流指数	–	< 0.77	< 0.77
肺动脉主干或分支舒张期反向血流	–	–	显著
肺循环血流（VTI_{RVOT}）与体循环血流（VTI_{LVOT}）的比较	略有增加	介于中间	明显增加
反流分数	< 20%	20%~40%	> 40%

PHT：压力减半时间；VTI_{RVOT}：右室流出道速度时间积分；VTI_{LVOT}：左室流出道速度时间积分。

四、肺动脉瓣狭窄

超声心动图在肺动脉瓣狭窄的评估方面有重要作用，有助于明确狭窄部位、了解狭窄原因、评估狭窄程度及选择恰当的治疗方案。肺动脉瓣狭窄的病因几乎均为先天性畸形。肺动脉瓣狭窄也可以是复杂先天性心脏病的一个组成部分，如法洛四联症等。严重的肺动脉瓣狭窄可能伴发右心室肥厚，最终可导致右心室和右心房扩大。通常采用右心室壁厚度 > 5 mm 者诊断右心室壁增厚。此外，检测其他伴发的畸形对于肺动脉瓣狭窄患者的评估十分重要（表19.8）。

表 19.8　肺动脉瓣狭窄程度的分级标准

项目	轻度狭窄	中度狭窄	重度狭窄
峰值流速	< 3.0 m/s	3.0~4.0 m/s	> 4.0 m/s
峰值压差	< 36 mmHg	36~64 mmHg	> 64 mmHg

第四节　人工瓣膜

一、常见的人工瓣膜类型和介入手术方式（表 19.9，表 19.10）

表 19.9　外科瓣膜置换术常用人工瓣膜类型

类型		分类
生物瓣		
	有支架瓣膜	异种猪瓣膜
		异种心包瓣膜
	无支架瓣膜	异种猪瓣膜
		异种心包瓣膜
		同种异体瓣膜
		自体瓣膜移植（Ross 手术）
机械瓣		
	双叶碟瓣	—
	单叶侧倾碟瓣	—
	球笼瓣	

表 19.10　瓣膜介入手术术式

瓣膜	瓣膜病变	介入手术
二尖瓣	狭窄	球囊扩张术
	反流	瓣叶修复（缘对缘夹合术、人工腱索植入）
		经导管二尖瓣环成形术
	生物瓣衰败	经导管二尖瓣置换术
	人工瓣瓣周瘘	经导管瓣周瘘封堵术
主动脉瓣	狭窄（或反流）	经导管主动脉瓣置换术

续表

瓣膜	瓣膜病变	介入手术
三尖瓣	反流	经导管三尖瓣修复与成形
肺动脉瓣	狭窄	球囊扩张术
	反流或狭窄（如法洛四联症术后）	经导管肺动脉瓣置换术

二、人工瓣狭窄

（1）设计梗阻：几乎所有置换的瓣膜因为设计原因均有轻微梗阻，瓣口血流速度与压差类似自体瓣轻度狭窄的水平。经导管置入瓣膜跨瓣压差一般低于外科置换术后瓣膜。

（2）人工瓣-患者不匹配（PPM）：人工瓣的有效瓣口面积相对于患者体表面积过小时，发生人工瓣-患者不匹配，导致术后跨瓣压差异常升高。人工主动脉瓣有效瓣口面积＞ $0.85\ cm^2/m^2$ 为轻度人工瓣-患者不匹配，$0.65\sim0.85\ cm^2/m^2$ 为中度，＜ $0.65\ cm^2/m^2$ 为重度。人工瓣-患者不匹配的严重程度直接影响临床转归。人工二尖瓣有效瓣口面积不应小于 $1.2\sim1.3\ cm^2/m^2$（表19.11）。

（3）病理性狭窄：病因包括钙化衰败、血管翳、血栓形成等。

表 19.11　提示人工二尖瓣狭窄的多普勒参数

多普勒参数	正常	可疑狭窄	明显狭窄
E 值	＜ 1.9 m/s	1.9~2.5 m/s	≥ 2.5 m/s
平均跨瓣压差	≤ 5 mmHg	6~10 mmHg	＞ 10 mmHg
DVI（$VTI_{人工瓣}/VTI_{LVOT}$）	＜ 2.2	2.2~2.5	＞ 2.5
有效瓣口面积	≥ 2 cm^2	1~2 cm^2	＜ 1 cm^2
压力减半时间	＜ 130 ms	130~200 ms	＞ 200 ms

E：舒张早期二尖瓣血流峰值速度；DVI：多普勒血流速度指数；$VTI_{人工瓣}$：人工瓣口速度时间积分；VTI_{LVOT}：左室流出道速度时间积分。

三、人工瓣反流

（1）生理性反流：大多数机械瓣存在轻微或轻度的设计"冲洗反流"。许多生物瓣，尤其是无支架生物瓣，可存在轻度反流。反流的特点与人工瓣的设计工艺有关。

（2）瓣膜介入术后残余反流与瓣周反流：二尖瓣介入（如 MitraClip）术

后残余反流可为偏心、多束。经导管主动脉瓣置换术（TAVR）后瓣周反流与人工瓣设计、自体瓣钙化情况、手术因素等相关，新的瓣膜设计使术后瓣周反流显著减少。中量以上的瓣周反流影响预后。

（3）病理性反流：外科置换术后早期少量的瓣周反流（瓣周漏）常见，通常随内皮化进程而消失，不影响预后。远期可因人工瓣衰败、感染等并发症产生反流，反流程度评价参照前述自体瓣反流。

（4）术后并发症：术后早期可能的并发症包括人工瓣-患者不匹配、几何形状不匹配、瓣周漏、梗阻（如腱索圈套造成卡瓣、介入瓣膜置换后左室流出道梗阻）、感染性心内膜炎、血栓等。晚期并发症包括开裂、人工瓣衰败、血栓形成、栓塞、血管翳、假性瘤形成、感染性心内膜炎、溶血等。

拓展阅读

[1] 郭颖，张瑞生. 中国成人心脏瓣膜病超声心动图规范化检查专家共识[J]. 中国循环杂志，2021, 36(2): 109-125.

[2] Baumgartner H, Falk V, Bax JJ, et al. 2017 ESC/EACTS guidelines for the management of valvular heart disease[J]. Eur Heart J, 2017, 38 (36): 2739-2791.

[3] Nishimura RA, Otto CM, Bonow RO, et al. AHA/ACC focused update of the 2014 AHA/ACC guideline for the management of patients with valvular heart disease: a report of the American College of Cardiology/American Heart Association Task Force on Clinical Practice Guidelines[J]. J Am Coll Cardiol, 2017, 70 (2): 252-289.

[4] Dangas GD, Weitz JI, Giustino G, et al. Prosthetic heart valve thrombosis[J]. J Am Coll Cardiol, 2016, 68(24): 2670-2689.

[5] Monteagudo Ruiz JM, Zamorano Gómez JL. The role of 2D and 3D echo in mitral stenosis[J]. J Cardiovasc Dev Dis, 2021, 8(12): 171.

[6] Robinson S, Ring L, Augustine DX, et al. The assessment of mitral valve disease: a guideline from the British Society of Echocardiography[J]. Echo Res Pract, 2021, 8(1): G87-G136.

[7] Canciello G, Pate S, Sannino A, et al. Pitfalls and tips in the assessment of aortic stenosis by transthoracic echocardiography[J]. Diagnostics (Basel), 2023, 13(14): 2414.

[8] Faber M, Sonne C, Rosner S, et al. Predicting the need of aortic valve surgery in patients with chronic aortic regurgitation: a comparison between cardiovascular magnetic resonance imaging and transthoracic echocardiography[J]. Int J Cardiovasc Imaging, 2021, 37(10): 2993-3001.

第二十章
颈部血管超声

颈动脉粥样硬化是颈动脉的一种慢性、进展性炎性改变，其特点为动脉壁内–中膜进行性增厚与结构紊乱。动脉粥样硬化的早期表现为动脉内–中膜增厚，继而有动脉粥样硬化斑块形成，随着病程进展可发展为动脉狭窄或闭塞。

正常人内–中膜厚度< 1.0 mm（图20.1），若1.0 mm ≤内–中膜厚度< 1.5 mm，则提示内–中膜厚度增厚。当内–中膜厚度≥ 1.5 mm，凸出于血管腔内或局限性增厚，并高于周边内–中膜厚度的50%，可定义为动脉粥样硬化斑块形成。

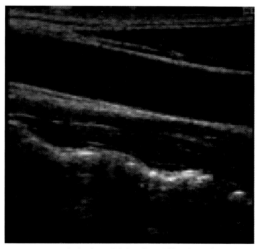

图 20.1　颈动脉区域超声影像（正常结构）

动脉粥样硬化斑块的描述：大小以长度（mm）× 厚度（mm）表述。形态分为规则形、不规则形及溃疡型斑块（斑块表面纤维帽破裂不连续，形成"火山口"征，"火山口"的长度与深度均≥ 2.0 mm）。

颈动脉狭窄的程度，常规检查可将其分为4个等级，即狭窄率< 50%、狭窄率为50%~69%、狭窄率为70%~99%及闭塞（图20.2）。

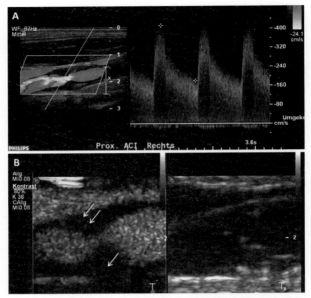

图 20.2（见彩插） 超声示右侧颈内动脉重度狭窄

颈内动脉闭塞可分为次全闭塞和完全闭塞。次全闭塞是指颅外段颈内动脉（超声可视范围内 4~6 cm）血管腔内充填异常回声，血流成像呈"细线征"。完全闭塞是指颅外段颈内动脉血管腔内充填异常回声，从近段至远段（入颅前段）均未探及血流信号。

颈部血管狭窄程度的测量：50% 直径狭窄率对应的是 75% 面积狭窄率（图 20.3）。

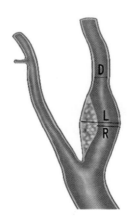

图 20.3 颈部血管狭窄的测量方法

D：颈内动脉内径；L：狭窄处原始内径；R：狭窄管腔残余内径。

图片引自：《头颈部血管超声若干问题的专家共识（颈动脉部分）》（2020）。

拓展阅读

[1] 国家卫生健康委员会脑卒中防治专家委员会血管超声专业委员会，中国超声医学工程学会浅表器官及外周血管超声专业委员会，中国超声医学工程学会颅脑及颈部血管超声专业委员会. 头颈部血管超声若干问题的专家共识（颈动脉部分）[J]. 中国脑血管病杂志，2020, 17(6): 346–353.

[2] Goncalves I, den Ruijter H, Nahrendorf M, et al. Detecting the vulnerable plaque in patients[J]. J Intern Med, 2015, 278(5): 520–530.

[3] 华扬. 实用颈动脉和颅脑血管超声诊断学[M]. 北京：科学出版社, 2002: 149–154.

[4] Ottakath N, Al-Maadeed S, Zughaier SM, et al. Ultrasound-based image analysis for predicting carotid artery stenosis risk: A comprehensive review of the problem, techniques, datasets, and future directions[J]. Diagnostics (Basel), 2023, 13(15): 2614.

[5] Schinkel AF, Kaspar M, Staub D. Contrast-enhanced ultrasound: clinical applications in patients with atherosclerosis[J]. Int J Cardiovasc Imaging, 2016, 32(1): 35–48.

第二十一章

脑血管影像与超声相关检查解读

影像技术在脑血管病临床诊疗及临床研究中具有重要地位。在临床诊疗及临床研究中通常所涉及的影像技术有：计算机体层成像（CT），包括CT平扫CT增强扫描、计算机体层血管成像（CTA）；磁共振成像（MRI）、磁共振血管成像（MRA）；数字减影血管造影（DSA）。

脑内血管的超声检查为经颅多普勒超声（TCD）。

一、脑成像技术

CT和MRI均可通过密度或信号强度用于脑实质及解剖结构的成像。在急性脑血管病应用时主要用于：判断是否有脑出血；诊断急性缺血性脑卒中；排除临床卒中样发作的其他颅内疾病。

1.CT是检测脑出血的"金标准"

CT平扫是目前临床确诊急性脑出血的首选方法。

2.MRI在急性缺血性脑卒中诊断中的作用

在缺血数分钟后弥散加权成像即可出现异常高信号，是目前急性脑梗死病灶最精确的诊断手段。T2加权像T2WI一般在6 h后出现病灶的高信号，T1加权像T1WI出现病灶的低信号时间与CT平扫相近。

二、脑血管成像技术

脑卒中、短暂性脑缺血发作（TIA）与脑血管病变密切相关。血管影像可帮助了解血管闭塞部位、有无斑块及其性质，有无血管畸形、动脉瘤等，对确诊临床病因、制订精准化治疗方案、判断预后具有重要意义。CTA、MRA、DSA是3种常用的脑血管成像技术。

三、经颅多普勒超声（TCD）

TCD是利用超声多普勒效应，对颅内、外血管进行检测，从而了解脑血流动力学变化的一种无创性检查方法。应用范围见表21.1。表21.2为脑血管影像与超声检查中常见的缩略语。

表 21.1　经颅多普勒超声（TCD）的应用范围

颅内动脉狭窄或闭塞病变的诊断和侧支循环评估
脑血流微栓子监测
蛛网膜下腔出血或颅脑外伤继发的脑血管痉挛的诊断和随诊
锁骨下动脉盗血综合征诊断
右向左分流的诊断
颅内压增高和脑死亡的辅助诊断
头颈外科手术及介入手术前、中、后的评估
较大的脑血管畸形和颅内动静脉瘘的辅助诊断
急性脑卒中患者溶栓的监测，有助于证实血管再通和发现再闭塞

注：TCD 不能提供病理意义上的诊断（如动脉粥样硬化），也不能提供科学定义模糊的诊断（如供血不足等）。

表 21.2　脑血管影像与超声检查中常见的缩略语

英文缩写	中文名称
CCA	颈总动脉
ECA	颈外动脉
ICA	颈内动脉
ACA	大脑前动脉
MCA	大脑中动脉
PCA	大脑后动脉
ACoA	前交通动脉
PCoA	后交通动脉
VA	椎动脉
BA	基底动脉
TICA	颈内动脉终末段
PICA	小脑后下动脉
STrA	滑车上动脉
OA	眼动脉
CS	颈内动脉虹吸段

拓展阅读

[1] 中国医师协会神经内科医师分会神经超声专业委员会，中华医学会神经病学分会神经影像协作组. 中国神经超声的操作规范（一）[J]. 中华医学杂志, 2017, 97(39): 3043-3050.

[2] Latchaw RE, Alberts MJ, Lev MH, et al. Recommendations for imaging of acute ischemic stroke: a scientific statement from the American Heart Association[J]. Stroke, 2009, 40(11): 3646-3678.

[3] 中国医师协会神经介入专业委员会. 颅内动脉粥样硬化性狭窄影像学评价专家共识[J]. 中国脑血管病杂志, 2021, 18(8): 575-584.

[4] 中华医学会神经病学分会，中华医学会神经病学分会脑血管病学组. 中国脑血管病影像应用指南2019[J]. 中华神经科杂志, 2020, 53(4): 250-268.

[5] 倪秀石，凌茹晶. 经颅多普勒超声的操作规程第1部分：检测步骤[J]. 国际脑血管病杂志, 2007(9): 641-647.

[6] Alexandrov AV, Sloan MA, Tegeler CH, et al. Practice standards for transcranial Doppler (TCD) ultrasound. Part II. Clinical indications and expected outcomes[J].J Neuroimaging, 2012, 22(3): 215-224.

第四部分

综合评估

IV

第二十二章

麻醉和手术的综合风险评估

第一节 麻醉风险评估

根据术前访视结果，可参照美国麻醉医师协会（ASA）分级方法，对手术患者的全身情况进行评估（表 22.1）。

表 22.1 ASA 分级与围手术期死亡率的关系

分级	定义	因素	死亡率
Ⅰ级	身体健康，各器官功能正常	健康，不吸烟、不饮酒或少量饮酒	0~0.08%
Ⅱ级	合并轻度系统性疾病，器官功能代偿健全	吸烟、饮酒、肥胖（30 kg/m² < BMI < 40 kg/m²），糖尿病、高血压控制良好，轻度肺部疾病	0.2%~0.4%
Ⅲ级	合并重度系统性疾病，器官功能受限	高血压、糖尿病控制差，COPD，重度肥胖（BMI ≥ 40 kg/m²），活动性肝炎，酒精依赖或酗酒，心脏起搏器置入术后，心室射血分数中度下降，终末期肾病进行定期规律透析，心肌梗死，脑血管意外，TIA 病史或冠状动脉疾病有冠状动脉支架置入（发病至今超过 3 个月）等	1.8%~4.3%
Ⅳ级	合并重度系统性疾病，经常面临生命威胁	近 3 个月内发生过心肌梗死、脑血管意外、TIA 病史或冠状动脉疾病有冠状动脉支架置入，合并有心肌缺血或严重心脏瓣膜功能异常、心室射血分数重度下降、脓毒症、DIC、ARDS 或终末期肾病未接受定期规律透析等	7.8%~23.0%
Ⅴ级	濒死的患者，如不接受手术，则无生存可能	胸/腹主动脉瘤破裂、严重创伤、颅内出血合并占位效应、缺血性肠病面临严重心脏病理性改变或多器官/系统功能障碍	9.4%~50.7%

续表

分级	定义	因素	死亡率
Ⅵ级	已宣布脑死亡的患者，准备作为供体取出器官进行移植手术	–	–

ASA：美国麻醉医师协会；BMI：体重指数；COPD：慢性阻塞性肺疾病；TIA：短暂性脑缺血发作；DIC：弥散性血管内凝血；ARDS：急性呼吸窘迫综合征。

第二节　外科手术类型、创伤程度与手术风险评估

手术过程本身也是围手术期风险的影响因素，包括外科手术类型、创伤程度、出血及对重要脏器功能的影响。一般而言，腹腔、胸腔和大血管手术，较长时间的复杂手术，有较大量失血和术中液体转移的手术，以及急诊手术，与较高的围手术期风险相关（表 22.2，表 22.3）。

表 22.2　基于主要心血管不良事件发生风险的非心脏外科手术分类

分类	主要心血管不良事件发生风险[a]	手术类型
低风险手术	<1%	乳腺、口腔、甲状腺、眼科手术，妇科小型手术，骨科小型手术（如半月板切除），整形手术，浅表手术，泌尿外科小型手术（如经尿道前列腺切除术），胸腔镜下小范围肺切除术
中风险手术	1%~5%	颈动脉内膜剥脱术，无症状患者的颈脉支架置入术，动脉瘤腔内修复术，头颈部手术，脾切除术、食管裂孔疝修补术、胆囊切除术等腹腔手术，胸腔内非大型手术，脊柱和髋关节手术，周围血管造影，肾移植术，泌尿外科或妇科大型手术
高风险手术	>5%	肾上腺切除术，主动脉和大血管手术，有症状患者的颈动脉支架置入术，十二指肠胰腺手术，胆囊切除术，胆管手术，食管切除术，下肢急性缺血的血运重建或截肢手术，全肺切除术（胸腔镜或开胸手术），肺或肝移植，肠穿孔修复术，全膀胱切除术

a：手术风险评估是对 30 d 内心血管死亡、心肌梗死和脑卒中风险的大致估计，仅考虑特定的手术干预，不考虑患者的合并症。

表 22.3　外科手术出血风险分级表

出血风险	高危	低危
内镜操作	排除出血风险低危的内镜操作，包括内镜+实体肿物针吸活检，狭窄扩张（食管、结直肠），内镜下氩等离子凝固治疗，息肉切除术，经皮胃镜胃造口术（PEG），曲张血管硬化，痔核硬化，贲门失弛缓扩张术，内镜黏膜切除术/内镜黏膜下剥离术（ESD），胰腺囊肿超声细针穿刺活检，壶腹切开术	食管、胃、十二指肠镜或结肠镜检查（不做活检），超声内镜无活检，内镜逆行胰胆管造影（ERCP），内镜下支架置入术，乳头肌扩张无括约肌切开
胸外科手术	排除出血风险低危的胸外科手术，包括肺叶切除术，一侧全肺切除术，胸膜全肺切除术，淋巴结清扫术，食管手术，胸膜剥脱术	单纯肺楔形切除术，单纯肺大疱切除术，胸膜活检（无胸膜出血、渗血），纵隔肿物切除术，胸壁肿物切除术
泌尿外科手术	肾上腺相关手术，肾脏相关手术，输尿管相关手术（非结石类手术），经皮肾镜碎石术，膀胱切除/部分切除术，前列腺根治性切除术，经尿道膀胱肿瘤电切术（TUR-BT），经尿道前列腺切除术（TURP），睾丸部分切除/切除术，阴茎部分切除/切除术，经尿道闭孔无张力尿道中段悬吊术（TVT-O），腹膜后肿物切除术，回肠膀胱术	膀胱内镜检查，双J管（双猪尾管）置入/置换/取出术，输尿管镜检查术，经尿道膀胱镜/输尿管镜碎石术，骶神经刺激电极植入/调节/取出术，前列腺粒子植入术，前列腺-尿道金属支架置入术，膀胱镜内切开术，尿道扩张术，尿道肿物切除术
骨科手术	股骨颈骨折手术，髋关节置换术，膝关节置换术，骨盆、长骨骨折切开复位内固定术，重大脊柱手术，人工肩关节置换术，骨肿瘤手术，二次翻修手术	手外科手术，足外科手术，小型脊柱外科手术，肩、手、膝、足部关节镜检查及手术
普通外科手术	甲状腺相关手术，胃相关手术（除外穿孔修补术），减肥手术，脾切除术，胰腺相关手术，胆囊手术，胆道相关手术，十二指肠相关手术（除外穿孔修补术），小肠相关手术，结肠相关手术，直肠相关手术，肝脏手术	乳腺手术，疝气手术，消化道穿孔修补术，造口还纳术，造口术，阑尾手术，皮肤肿物切除术

第三节　急诊手术

一般来说，急诊手术比择期手术有更高的并发症风险。统一的时间定义是不可行的，因为不同疾病的时间跨度可能不同。目前使用以下时间定义（表22.4）。

表22.4　手术的时间紧急程度

手术的时间紧急程度	定义
危急	手术不能延迟，应立即实施以挽救生命和器官功能
紧急	手术应避免不必要的延迟，以挽救生命、肢体和器官功能
限期	手术/干预应尽快进行，因为存在失去肢体或器官功能的随时间变化的风险，或并发症风险增加。癌症手术通常是限期手术，在有症状的情况下预防脑卒中的颈动脉手术也是如此。限期手术的时间窗口将根据潜在的疾病而变化
择期	手术/干预可以选择性地进行，不会有失去肢体或器官功能的重大风险，也不会增加并发症的风险

拓展阅读

[1] 中华医学会麻醉学分会. 中国麻醉学指南与专家共识（2020版）[M]. 北京：人民卫生出版社, 2022.

[2] 中华医学会心血管病学分会, 中华心血管病杂志编辑委员会. 非心脏外科手术围手术期心血管疾病管理中国专家共识[J]. 中华心血管病杂志, 2023, 51(10): 1043–1055.

[3] MacKay BJ, Cox CT, Valerio IL, et al. Evidence-Based Approach to Timing of Nerve Surgery: A Review[J]. Ann Plast Surg, 2021, 87(3): e1–e21.

[4] Halvorsen S, Mehilli J, Cassese S, et al. 2022 ESC Guidelines on cardiovascular assessment and management of patients undergoing non-cardiac surgery[J]. Eur Heart J, 2022, 43(39): 3826–3924.

[5] 中华医学会麻醉学分会老年人麻醉与围术期管理学组, 国家老年疾病临床医学研究中心, 国家老年麻醉联盟. 中国老年患者围手术期麻醉管理指导意见（2020版）（一）[J]. 中华医学杂志, 2020, 100(31): 2404–2415.

[6] 中国心胸血管麻醉学会非心脏麻醉分会, 中国医师协会心血管内科医师分会, 中国心血管健康联盟. 抗血栓药物围手术期管理多学科专家共识[J]. 中华医学杂志, 2020, 100(39): 3058–3074.

[7] Baron TH, Kamath PS, McBane RD. Management of antithrombotic therapy in patients undergoing invasive procedures[J]. N Engl J Med, 2013, 368(22): 2113-2124.

[8] Hornor MA, Duane TM, Ehlers AP, et al. American college of surgeons' guidelines for the perioperative management of antithrombotic medication[J]. J Am Coll Surg, 2018, 227(5): 521-536.

第二十三章

电解质管理

第一节　钾离子

一、分布及生理功能

人体内 98% 以上钾位于细胞内,正常人血清钾离子(血钾)浓度为 3.5~5.5 mmol/L。细胞内钾浓度约为细胞外的 30~50 倍,细胞内外钾浓度梯度(即钾的跨膜平衡)是神经肌肉和心脏正常生理功能的基础。钾的主要作用是维持细胞的新陈代谢,调节渗透压与酸碱平衡,保持神经肌肉的兴奋性,维持心肌的自律性、传导性和兴奋性等正常生理功能。

二、低钾血症的诊断、临床表现及分类

1. 诊　断

血钾 < 3.5 mmol/L。

2. 临床表现

(1)对中枢神经系统和肌肉的影响:轻度低钾血症常表现为精神萎靡、神情淡漠、倦怠,重者有反应迟钝、定向力减弱、嗜睡,甚至昏迷等表现。对骨骼肌的影响表现为四肢软弱无力,严重时可出现弛缓性瘫痪。

(2)对心脏的影响:低钾血症对心脏的主要影响为心律失常,钾缺乏增加室性心律失常的发生风险。随低钾血症程度不同,可表现为窦性心动过速、房性期前收缩及室性期前收缩、室上性或室性心动过速及心室颤动。低血钾心电图一般最早表现为 ST 段压低、T 波压低、增宽、倒置并出现 U 波,Q-T 间期延长;随着血钾进一步下降,出现 P 波幅度增高,QRS 波增宽。

3. 分类（表 23.1）

表 23.1 低钾血症的分类

分类	血钾
低钾血症	< 3.5 mmol/L
轻度低钾血症	3.0~3.5 mmol/L
中度低钾血症	2.5~3.0 mmol/L
重度低钾血症	< 2.5 mmol/L
正常低值血钾	3.5~4.0 mmol/L

三、低钾血症的治疗及预防

1. 处理原则

（1）使用袢利尿剂的患者，经验性补钾可降低全因死亡风险，且小剂量经验性补钾（< 390 mg/d）可能是优选方案。

（2）因低钾常伴低镁，且镁缺乏会导致肾脏钾丢失，补镁有利于机体减少钾的丢失，并可加速钾向细胞内转运，促进钾的跨膜平衡。同时补钾、补镁可降低心律失常的发生风险，且机制协同互补。

2. 补钾方案

（1）低钾血症（血钾 < 3.5 mmol/L）的治疗原则：预防、治疗危及生命的并发症，如心律失常、呼吸肌麻痹等；纠正低钾血症，将血钾纠正至 ≥ 3.5 mmol/L；诊断、治疗原发病。①轻度低钾血症（血钾 3.0~3.5 mmol/L）推荐首选口服补钾，中重度低钾血症（血钾 < 3.0 mmol/L）应考虑静脉补钾；可同时联合门冬氨酸钾镁以促进钾离子的转运和跨膜平衡。②口服补钾初始剂量为 60~80 mmol/d，分次服用，通常一次口服氯化钾 3.0~4.5 g，可使血钾上升 1.0~1.5 mmol/L。③一般静脉补钾浓度为 20~40 mmol/L，相当于 1.5~3.0 g/L。高浓度的钾溶液必须经大静脉（如颈内静脉、锁骨下静脉或股静脉）输入。④密切监测血钾水平，建议血钾补至 ≥ 4.0 mmol/L。

（2）正常低值血钾（血钾 3.5~4.0 mmol/L）：起始或维持补钾并持续随访血钾水平。首选口服补钾药物：门冬氨酸钾镁（钾含量 3 mmol/g）、氯化钾（钾含量 13.4 mmol/g）、枸橼酸钾（钾含量 9 mmol/g）。

3. 预 防

使用袢利尿剂及透析患者要注意补钾，定期监测血钾水平，避免腹泻、大量出汗等可能引起低钾血症的诱因。

四、高钾血症的病因及发病机制

1. 钾摄入过多

可因过度补钾治疗而出现高钾血症，肾功能不全者更易出现。单纯饮食引起少见。

2. 肾排泄钾障碍

常因肾功能异常导致。

3. 钾在细胞内外重新分布

细胞损伤、高渗透压血症、代谢性酸中毒、药物、毒物及高血钾性周期性麻痹等可引起。药物如地高辛可引起细胞内钾外移而导致高钾血症。

五、高钾血症的诊断、临床表现及分类

1. 诊 断

血钾 > 5.5 mmol/L。要排除因实验室检查误差或溶血等造成的假性高钾血症，同时尽快明确高钾血症的病因。

2. 临床表现

（1）对骨骼肌的影响：血钾为 5.5~7.0 mmol/L 时，可出现肌肉轻度震颤、手足感觉异常。血钾为 7~9 mmol/L 时，可出现肌肉软弱无力，腱反射减弱或消失，甚至出现弛缓性瘫痪等。

（2）对心脏的影响：主要是心律失常，临床既可为各种缓慢型心律失常，如房室传导阻滞、窦性心动过缓等；也可出现快速型心律失常，如窦性心动过速、频发室性期前收缩、室性心动过速和心室颤动。急性严重高钾血症会引起恶性心律失常而威胁患者生命，并随高钾血症持续时间延长，血钾 > 6.5 mmol/L 或更高时心律失常风险显著升高。高钾血症的心电图改变包括 T 波高尖、Q-T 间期缩短、QRS 波渐增宽伴幅度下降、P 波形态逐渐消失等，上述改变综合后呈正弦波形表现。此外，高钾血症的心电图变化可能不完全与血钾水平平行，少数患者无心电图的前驱表现而直接表现为猝死。

3. 分类（表 23.2）

表 23.2　高钾血症的分类

分类	血钾浓度
低钾血症	> 5.5 mmol/L
轻度高钾血症	5.5~5.9 mmol/L
中度高钾血症	6.0~6.4 mmol/L
重度高钾血症	≥ 6.5 mmol/L
正常高值血钾	5.0~5.5 mmol/L

六、高钾血症的治疗及预防

根据高钾血症发生的紧急程度和血钾升高的严重程度予以相应处理。血钾 ≥ 6.0 mmol/L 伴或不伴心电图改变，均应急诊处理。

1. 饮食及药物调整

限制摄入钾含量较高的食物，减量或停用钾补充剂、肾素—血管紧张素—醛固酮系统抑制剂（RAASi）、醛固酮受体拮抗剂等药物。

2. 葡萄糖酸钙

可直接对抗血钾过高对细胞膜极化状况的影响，稳定心肌激动电位，但不会降低血钾浓度。使用方法：常用 10% 葡萄糖酸钙溶液 10~20 mL，稀释后在心电监护下缓慢静脉注射，不少于 5 min，如 10~20 min 后心电图无明显改善或再次出现异常可重复使用。因钙离子可加重洋地黄的心肌毒性，注意应用洋地黄类药物者慎用。

3. 促进钾向细胞内转移

（1）葡萄糖和胰岛素：胰岛素可促使细胞对钾的摄取而降低血钾，葡萄糖可防止低血糖出现。使用方法：5~10 U 胰岛素及 50% 葡萄糖 50 mL 缓慢静脉推注，同时监测血糖浓度以避免血糖剧烈波动。

（2）碳酸氢钠：主要用于合并代谢性酸中毒的高钾血症患者，应注意监测血气以避免医源性代谢性碱中毒。

4. 促钾离子排泄

（1）利尿剂：袢利尿剂适用于高钾血症伴有容量负荷增加的患者。

（2）阳离子交换树脂：聚磺苯乙烯可口服或作为灌肠剂，能有效结合肠液中的钾离子。使用方法：口服每次 15~30 g，1~2 次 / 天；如不能口服可予灌肠，剂量为 30 g，1~2 次 / 天。聚磺苯乙烯所含钠离子与血钾离子交换后进入体内，心力衰竭患者可能因此诱发病情加重，使用时应注意。

（3）血液净化：对于血钾＞ 7.0 mmol/L，药物治疗无效，尤其伴肾衰竭或高血容量的患者，给予血液净化治疗。

第二节　钠离子

一、概　述

血清钠离子是细胞外液中最多的阳离子，也是最重要的电解质之一。对保持细胞外液容量、调节酸碱平衡、维持正常渗透压、维持细胞生理功能和调节细胞的膜电位等有重要意义，并参与维持神经 – 肌肉的正常应激性。细胞外液钠浓度的改变可由水、钠任一含量变化引起。水与钠离子的正常代谢及平衡是维持人体内环境稳定的重要因素。

当血清钠离子（血钠）浓度低于细胞内钠离子浓度时，在渗透压的作用下细胞外水分进入细胞内导致细胞肿胀，而高钠血症时细胞内水分流至细胞外，引起细胞脱水，二者均会导致神经系统功能障碍。血钠浓度的正常值参考范围为 135~145 mmol/L。

二、低钠血症的病因及发病机制

1. 抗利尿激素 [血管升压素（AVP）] 调节异常

抗利尿激素作用在肾脏集合管的 V2 受体上，使自由水重吸收增加，导致稀释性低钠血症。抗利尿激素调节异常是低钠血症的常见原因。

2. 神经体液机制

交感神经系统和肾素—血管紧张素—醛固酮系统激活导致水钠潴留，水潴留较钠潴留增加更明显，造成稀释性低钠血症。

3. 医源性因素

噻嗪类利尿剂、阿米洛利、袢利尿剂、醛固酮受体拮抗剂也会增加低钠血症的风险，以噻嗪类利尿剂较为显著。

4. 其他因素

长期低盐饮食、心肾综合征时自由水清除受损、使用碘造影剂后大量补液、水或低渗液体摄入增加、腹泻等可导致低钠血症。

三、低钠血症的诊断、临床表现及分类

1. 诊 断

血钠< 135 mmol/L。

2. 临床表现

血钠浓度和下降速度决定了低钠血症的临床表现、对身体的损伤程度和病死率。血钠> 125 mmol/L 很少有症状；血钠< 125 mmol/L 可能会影响神经系统，引起恶心、乏力等表现；血钠< 120 mmol/L 引起食欲缺乏、呕吐、头痛、易怒、情绪障碍、注意力缺陷、意识模糊、嗜睡、定向障碍、步态不稳、跌倒、肌肉痉挛等症状，并增加骨质疏松和骨折的风险；血钠< 110 mmol/L 出现显著疲劳、嗜睡、抑郁、延髓麻痹或假性延髓性麻痹、癫痫、脑干疝、昏迷，甚至呼吸停止。

3. 分 类

（1）根据严重程度分为：轻度（血钠 130~134 mmol/L）、中度（血钠 125~129 mmol/L）、重度（血钠< 125 mmol/L）。

（2）根据血浆渗透压和细胞外容量分类。①根据血浆渗透压分为：低渗性（血浆渗透压< 280 mmol/L）、等渗性（血浆渗透压为 280~295 mmol/L）、高渗性（血浆渗透压> 295 mmol/L）。②低渗性低钠血症根据细胞外容量状态分为：低容量性、等容量性和高容量性（表 23.3）。

（3）根据有无症状分：轻度症状性，表现为注意力不集中、易怒、性格改变、抑郁；中度症状性，表现为恶心不伴呕吐、意识模糊、头痛；重度症状性，表现为呕吐、呼吸窘迫、嗜睡、癫痫、昏迷。

（4）根据发展速度分为：急性低钠血症（< 48 h），慢性低钠血症（≥ 48 h）。

表 23.3 低钠血症根据血浆渗透压和细胞外容量分类

分类	血浆渗透压	容量	病因
低渗性	< 280 mmol/L	低容量性	胃肠道疾病（呕吐、腹泻）、利尿剂、盐皮质激素缺乏等
		等容量性	SIADH、NSIAD、糖皮质激素缺乏、甲状腺功能减退、运动相关、低溶质摄入、原发性烦渴症

续表

分类	血浆渗透压	容量	病因
		高容量性	心力衰竭、肝硬化、肾脏疾病
等渗性	280~295 mmol/L		高血糖、高甘油三酯血症、高蛋白血症
高渗性	> 295 mmol/L		中度高血糖合并脱水，用甘露醇等高渗液体

注：血浆渗透压（mmol/L）= 2（Na^++K^+）（mmol/L）+BUN（mmol/L）+ 血糖（mmol/L）。SIADH：抗利尿激素分泌失调综合征；NSIAD：非甾体抗炎药。

四、低钠血症的处理和治疗

1. 急性症状性低钠血症的治疗

血钠快速下降会导致神经系统症状。这是因为水由血浆转移至脑细胞，引起脑水肿。急性低钠血症由于来不及通过反馈调节机制减轻影响，可导致严重的神经系统症状，甚至危及生命。推荐治疗为静脉输注高渗氯化钠，如3%氯化钠缓慢滴注或静脉泵入（输液速度及液体量不宜过大）。4~6 h复查，目标为血钠上升4~6 mmol/L，后根据临床和实验室检查结果指导进一步治疗，血钠每小时增加1~2 mmol/L直到症状缓解。24 h内血钠上升不应超过8~10 mmol/L，48 h内不应超过12~14 mmol/L，72 h内不应超过14~16 mmol/L。

血钠纠正过快，血浆渗透压迅速升高，造成脑组织脱水继而脱髓鞘，导致渗透性脱髓鞘综合征（ODS），患者可出现意识模糊、水平性凝视麻痹、四肢痉挛、吞咽困难、构音困难等症状，严重者死亡。上述症状多发生于快速补钠的48~72 h后。静脉输注高渗盐水仅适用于合并严重神经系统症状的患者，且应与袢利尿剂同时使用，紧急处理之后需要监测血钠并按慢性低钠血症处理。

2. 慢性低钠血症的治疗

初始治疗要通过评估血浆渗透压来区分"真正的"低钠血症和假性低钠血症，假性低钠血症在纠正高血糖、高甘油三酯、高免疫球蛋白等原因后，低钠血症也会随之纠正，预后较好。真正的低钠血症要进一步评估患者的容量状态，治疗包括限液、补充氯化钠、利尿、使用抗利尿激素受体拮抗剂、连续性血液净化等。

慢性低钠血症时脑细胞适应了低渗状态，血钠上升过快会导致ODS，尤其是血钠≤ 120 mmol/L、低钠血症持续时间> 48 h、合并使用噻嗪类药物、低钾血症、酒精中毒、营养不良和晚期肝硬化患者。慢性低钠血症血钠上升速度每天应< 8~10 mmol/L，以4~8 mmol/L为宜。

（1）限液：单纯限液升高血钠程度有限，且严格限液会使患者口渴明显，难以坚持，通常建议入液量限制在＜ 1000 mL/d 并保持出入量的负平衡。

（2）补充氯化钠：静脉输注高渗氯化钠溶液对于改善低钠血症，特别对改善低钠血症引起的脑水肿有效。一般用高渗氯化钠静脉输注或静脉泵入，输注过程中每 4~6 h 监测血钠浓度直至达到 130 mmol/L，避免血钠上升过快。高渗氯化钠溶液需精确计算剂量且与袢利尿剂联合使用，并严密监测实验室指标及临床表现。

（3）利尿剂：袢利尿剂是治疗高容量低渗性低钠血症的一线药物，袢利尿剂联合静脉输注高渗氯化钠能够增加血钠水平，并可能缩短住院时间，减少再住院率和死亡率。

（4）血液净化：伴有少尿、无尿、肾功能不全的心力衰竭患者，纠正严重低钠血症可采用连续性肾脏替代治疗。

（5）其他治疗：纠正病因，停用导致低钠血症的药物，增加食物中氯化钠摄入量，积极治疗原发病和并发症。

五、高钠血症的病因及发病机制

1. 医源性因素

袢利尿剂或抗利尿激素受体拮抗剂使用所导致的自由水清除增加。

2. 容量管理不当

自身渴觉中枢功能减退、保留有气管插管或胃管、不能自主进食水、未补充适量清水或输注过多含钠液体等。

六、高钠血症的诊断、临床表现及分类

1. 诊　断

血钠＞ 145 mmol/L。

2. 临床表现

主要是神经精神症状。早期表现为口渴、尿量减少、软弱无力、恶心、呕吐和体温升高，体征有失水；晚期出现脑细胞失水的临床表现，如烦躁、易激惹或精神淡漠、嗜睡、抽搐或癫痫样发作甚至昏迷，体征有肌张力增高和反射亢进，严重者因此而死亡。

高钠血症常合并多种实验室检查异常。

（1）血液实验室检查指标：血钠＞145 mmol/L，多伴有高氯血症，且两者的上升程度一般一致；血浆晶体渗透压常升高。

（2）尿液实验室检查指标：尿钠浓度多明显升高，但在应激反应早期或内分泌紊乱者可降低；尿氯、尿渗透压和尿相对密度与尿钠浓度的变化一致。

3. 分　类

根据细胞外容量可分为以下几种：

（1）低容量性高钠血症。病因包括：①肾外因素，烧伤、大量出汗、呕吐、腹泻；②肾脏因素，使用过多利尿剂丢失低张液体。

（2）等容量性高钠血症。病因包括：①肾外因素，发热、机械通气等情况时经皮肤或呼吸道的大量不显性失水；②肾脏因素，中枢性尿崩症、肾性尿崩症、丢失自由水。

（3）高容量性高钠血症。病因多为医源性输注或鼻饲喂养高浓度钠溶液（如高张盐水）、含钠抗生素，引起细胞内脱水而细胞外容量增加。

七、高钠血症的治疗

关注血清钠浓度和血浆晶体渗透压变化。治疗原则是积极纠正病因，控制钠摄入，纠正细胞外容量异常。可根据细胞外容量状态选择补液、利尿等不同的方式（图23.1）。严重者可采用血液净化治疗。

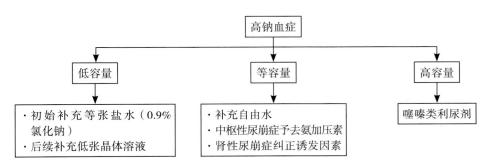

图 23.1　高钠血症治疗流程图

图片引自：《中国心力衰竭患者离子管理专家共识》（2020）。

1. 补充液体的种类

等张盐水与5%葡萄糖溶液，按1∶3或1∶1比例混合配制。葡萄糖进入体内后很快被代谢掉，故混合配制的溶液相当于低张溶液，也可选用0.45%盐水或5%葡萄糖溶液。

2. 补液途径

（1）口服途径：轻症患者经口饮入，不能自主饮入者可经鼻胃管注入，此途径安全可靠。

（2）静脉途径：症状较重，特别是有中枢神经系统表现者使用静脉途径。

3. 注意事项

补液速度不宜过快，并密切监测血钠，以每小时下降不超过 0.5~1.0 mmol/L、24 h 不超过 10~12 mmol/L 为宜，但 24 h 也不要 < 6 mmol/L。血钠下降过快会导致脑细胞渗透压不平衡而引起脑水肿，补液过程中应进行血钠监测及神经系统检查以调整补液量。

第三节　镁离子

正常血镁浓度为 0.75~1.25 mmol/L。镁平衡取决于多种因素的共同作用，包括肠道镁的摄取、骨骼中羟基磷灰石形式镁的储存，以及肾脏镁的排泄。

一、低镁血症的影响

（1）增加心律失常的风险。

（2）降低房室结内镁对钙的抑制作用。

（3）导致钠钾泵（Na^+-K^+-ATP 酶）功能减弱，引起心肌细胞膜电位不稳定。

（4）导致顽固性低钾。

（5）增加洋地黄毒性，甚至引起致死性心律失常。

二、低镁血症的诊断、临床表现及分类

（1）诊断：血镁 < 0.75 mmol/L。

（2）低镁血症的严重性和临床征象依赖于低镁血症的程度和血镁降低的速度。当血镁 < 0.5 mmol/L 时，往往会出现临床症状。低镁血症的临床表现可累及神经肌肉、心血管、肾脏、胃肠系统等。①心血管系统：房性心动过速、心房颤动、室上性心律失常、室性心律失常、尖端扭转型室性心动过速、洋地黄易感性增加。②神经肌肉系统：颤抖、肌肉震颤、肌肉痉挛、麻木、无力和刺痛。③中枢神经系统：焦虑、抑郁、脑病、癫痫。

（3）低镁血症分类：详见表 23.4。

表 23.4　低镁血症根据血镁浓度和症状程度分类

分类	血镁浓度	症状程度
轻度低镁血症	0.5~0.75 mmol/L	症状轻微或无症状
重度低镁血症	< 0.5 mmol/L	症状明显或严重

三、低镁血症的治疗

若存在可导致低镁血症的临床情况，如心律失常、低钾血症、低钙血症、腹泻、慢性酒精中毒、正在服用利尿剂、质子泵抑制剂等药物或重症患者，应常规评估是否存在低镁血症。低镁血症患者应检测血磷、血钙、血糖、肾功能及心电图。

纠正低镁血症，应首先寻找并处理病因。根据低镁血症的病因、症状、严重程度及伴随的其他电解质紊乱等因素，调整补充镁剂的类型、途径和积极性。患者发生尖端扭转型室性心动过速时，静脉应用硫酸镁是有效的终止方法，建议血镁维持在 ≥ 2.0 mmol/L，血钾维持在 4.5~5.0 mmol/L；与尖端扭转型室性心动过速无关的难治性心室颤动，静脉使用镁剂无益处。静脉补充镁剂：对于重度低镁血症或症状明显、血流动力学不稳定、严重心律失常等，建议静脉补充硫酸镁，但要注意给药速度和血流动力学监测。方法：硫酸镁 2 g 加入 5% 葡萄糖注射液，5~10 min 内输注；或门冬氨酸钾镁注射液 20 mL 加入 5% 葡萄糖注射液，缓慢滴注，1 次 / 天。肾功能正常患者可输入硫酸镁 4~6 g/d，持续 3~5 d。

四、高镁血症的诊断及临床表现

（1）诊断：血镁 > 1.25 mmol/L。

（2）临床表现：血镁 < 2.0 mmol/L 时临床症状和体征均不明显，血镁 > 3.0 mmol/L 时会出现镁过多或镁中毒症状（表 23.5）。

表 23.5　高镁血症的临床表现

血镁浓度	临床表现
> 3.0 mmol/L	肌肉无力、血压轻度下降、深反射减退、嗳气、呕吐、便秘、尿潴留
> 3.5 mmol/L	腱反射减退，肌肉弛缓性麻痹
> 5.0 mmol/L	呼吸肌麻痹、嗜睡或昏迷、心电图出现房室和室内传导阻滞、心动过缓
7.5~10 mmol/L	心搏骤停

五、高镁血症的治疗

一旦出现高镁血症，应立即停用含镁的药物，轻度高镁血症且肾功能正常的患者，肾脏能快速清除镁，无需特殊治疗。有明显心血管症状或严重高镁血症者推荐使用钙剂，以拮抗镁离子的神经肌肉和心血管作用。具体方法：静脉推注葡萄糖酸钙 100~200 mg，5~10 min 内推注完成，或 10% 氯化钙 5~10 mL 缓慢静脉注射。可应用排钠利尿剂，若心功能和肾功能良好，可适当扩容，保持足够尿量以利于镁排出。必要时给予呼吸支持和血液净化治疗。

第四节 其他电解质检查的异常值

一、钙的异常

（1）低钙血症：血清蛋白浓度正常时，血钙 < 2.2 mmol/L，血清游离钙 < 1.0 mmol/L。

（2）高钙血症：即血清钙 > 2.75 mmol/L，或者血清游离钙 > 1.25 mmol/L。

二、磷异常

（1）低磷血症：即血清无机磷浓度小于 < 0.8 mmol/L。

（2）高磷血症：成人血清磷浓度 > 1.6 mmol/L，儿童血清磷浓度 > 1.9 mmol/L。

拓展阅读

[1] 中国医师协会心力衰竭专业委员会, 国家心血管病专家委员会心力衰竭专业委员会, 中华心力衰竭和心肌病杂志编辑委员会. 中国心力衰竭患者离子管理专家共识 [J]. 中华心力衰竭和心肌病杂志, 2020, 4(1): 16-31.

[2] 沈洪, 赵世峰.《国际心肺复苏和心血管急救指南 2000》系列讲座 (12)——威胁生命的电解质紊乱的诊治 (1)[J]. 中国危重病急救医学, 2002, 14(2): 124–125.

[3] 中华医学会肾脏病学分会专家组. 中国慢性肾脏病患者血钾管理实践专家共识 [J]. 中华肾脏病杂志, 2020, 36(10): 781–792.

[4] Dépret F, Peacock WF, Liu KD, et al. Management of hyperkalemia in the acutely ill patient[J]. Ann Intensive Care, 2019, 9(1): 32.

[5] 中国医师协会心血管内科医师分会心力衰竭学组, 心力衰竭患者高钾血症管理专家共识工作组. 中国心力衰竭患者高钾血症管理专家共识 [J]. 中华医学杂志, 2021,

101(42): 3451-3458.

[6] Spasovski G, Vanholder R, Allolio B,et al.Hyponatraemia Guideline Development Group. Clinical practice guideline on diagnosis and treatment of hyponatraemia[J]. Eur J Endocrinol, 2014, 170(3): G1-47.

[7] Tong GM, Rude RK. Magnesium deficiency in critical illness [J]. J Intensive Care Med, 2005, 20(1): 3-17.

第二十四章
术前饮食管理与加速康复外科

近年来，加速康复外科（ERAS）理念在我国发展迅速。饮食管理作为ERAS围手术期管理的一项重要内容，也受到越来越多医生的重视。

手术麻醉前禁食禁饮管理的目的重点在于：①减少胃内容物容量，防止胃酸pH值过低，避免出现围手术期胃内容物反流而导致的误吸；②防止脱水，维持血流动力学稳定；③防止低血糖；④防止过度禁食禁饮所致的饥饿、恶心呕吐及烦躁不安等不适。具体禁饮食推荐时间详见表24.1。

表24.1 择期手术患者麻醉前建议禁饮、禁食时间

食物种类	最短禁食时间
清饮料	2 h
母乳	4 h
婴儿配方奶粉	6 h
牛奶等液体乳制品	6 h
淀粉类固体食物	6 h
油炸、脂肪及肉类食物	可能需要更长时间，应该≥8 h

一、择期手术患者的术前禁食、禁饮管理

1. 适用人群

上述推荐意见适用于在麻醉或镇静下接受择期手术的所有年龄段的健康患者。

2. 禁忌人群

①急诊手术患者；②各种形式的胃肠道梗阻患者；③上消化道肿瘤患者；④病理性肥胖患者；⑤妊娠期女性患者；⑥胃食管反流及胃排空障碍患者；⑦糖尿病患者（视为相对禁忌）；⑧困难气道患者；⑨其他无法经口进食患者。

3. 清饮料

包括清水、糖水、无渣果汁、碳酸类饮料、清茶及黑咖啡（不加奶），但不包括含酒精类饮品。除了对饮料种类有限制外，对饮料摄入的量也有要求，麻醉前 2 h 可饮用的清饮料量应 ≤ 5 mL/kg 或总量 ≤ 400 mL。

4. 牛奶等乳制品

胃排空时间与固体食物相当。牛奶和配方奶粉的主要成分为牛或其他动物的乳汁，其中酪蛋白和饱和脂肪的含量较高，容易在胃内形成较大的乳块，不利于消化，其在胃内的排空时间明显长于母乳，因此牛奶和配方奶粉往往被视为固体类食物，需要更长的禁食时间。

5. 淀粉类固体食物

主要指面粉和谷类食物，如馒头、面包、面条、米饭等，其主要成分为碳水化合物，含有部分蛋白质，脂肪含量少。由于胃液内含有淀粉酶和蛋白酶，因此其在胃内的排空时间明显短于脂肪类食物，其中淀粉类食物的排空时间短于蛋白类食物。

6. 脂肪类固体食物

主要指肉类和油炸类食物，由于其脂肪和蛋白质含量高，且胃内缺乏相应的消化酶，因此其在胃内的排空时间也较长。

二、儿童术前禁食、禁饮问题

儿童作为一个特殊的群体，其围手术期发生吸入性肺炎的风险较成年人增加，但发生率仍非常低。大量证据表明，儿科患者术前 2 h 进食清饮料不会对胃容积和 pH 产生影响。因此，上述推荐意见同样适用于儿童患者，缩短儿童术前禁食、禁饮时间同样有助于改善患儿主观感受，且便于父母配合。目前关于母乳和配方奶粉胃排空时间的研究很少，有限的证据表明，母乳的胃排空时间超过 2 h，而配方奶粉由于成分不同，所需胃排空时间也不同，但均比母乳时间长。因此，目前推荐母乳的最短禁食时间为 4 h，配方奶粉最短为 6 h。

三、急诊手术患者的术前禁食、禁饮管理

急诊手术患者通常面临着复杂的临床问题，因此术前的禁食禁饮问题也应得到特殊关注。急诊手术患者发生吸入性肺炎的风险是择期手术患者的 4.1 倍。目前，对于急诊手术患者的术前禁食、禁饮时间缺少足够的循证医学证据。对于非吸入性肺炎高风险患者，术前禁食、禁饮管理可按期手术处理，即清饮

料禁食 2 h，固体类食物禁食 6 h。吸入性肺炎高风险患者包括各种形式肠梗阻患者、妊娠期女性、食管裂孔疝或胃食管反流患者、术前出现过恶心呕吐的患者、病理性肥胖患者、糖尿病患者、术前口服阿片类药物患者，以及严重疼痛或病情极度危重的患者。对于无法达到术前禁食、禁饮时间要求或存在吸入性肺炎高风险的患者，急诊手术麻醉应按照饱腹状态处理，建议由有经验的麻醉医生实施麻醉。

近年来，床旁超声技术判断胃残余物的研究大量涌现，证实了该技术的准确性。对于急诊手术而言，床旁超声技术可作为判断患者误吸风险的辅助工具，帮助麻醉医生进行麻醉决策。如超声判断患者处于空腹状态，则可按照空腹进行麻醉，如果超声判断患者胃内仍残余食物，则应根据急诊手术的急迫程度，选择继续禁食水或者按照饱腹状态进行麻醉。

拓展阅读

[1] 中国医疗保健国际交流促进会加速康复外科学分会创伤骨科学组．创伤骨科围术期禁食水管理专家共识 [J]．中华创伤骨科杂志，2018, 20(9): 737–742.

[2] Lambert E, Carey S. Practice guideline recommendations on perioperative fasting: a systematic review[J].JPEN J Parenter Enteral Nutr, 2016, 40(8): 1158–1165.

[3] Brady M, Kinn S, Ness V, et al. Preoperative fasting for preventing perioperative complications in children[J]. Cochrane Database Syst Rev, 2009, 4: CD005285.

[4] 白求恩骨科加速康复联盟，白求恩公益基金会创伤骨科专业委员会，白求恩公益基金会关节外科专业委员会，等．骨科手术围手术期禁食禁饮管理指南 [J]．中华创伤骨科杂志，2019, 21(10): 829–834.

[5] Van de Putte P, Perlas A. Ultrasound assessment of gastric content and volume[J]. Br J Anaesth, 2014, 113(1): 12–22.

[6] Segura-Grau E, Segura-Grau A, Ara Jo R,et al.Reinforcing the valuable role of gastric ultrasound for volume and content assessment: an observational study[J]. Braz J Anesthesiol, 2022, 72(6): 749–756.

彩 插

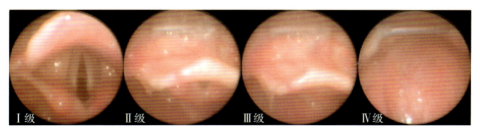

图 1.2 喉镜显露分级

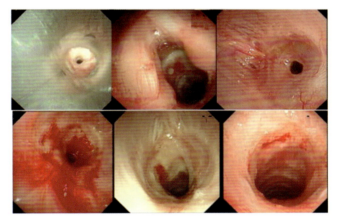

图 1.3 气管镜检查下的气道狭窄

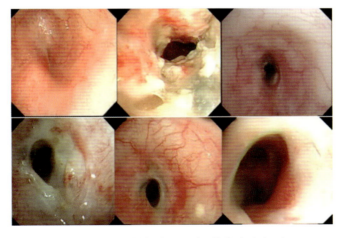

图 1.4 气管镜检查示气道狭窄和闭塞

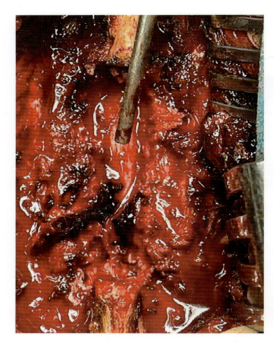

图 8.1 椎管内血肿术中所见(吸引器所指方向为椎管内的血凝块)

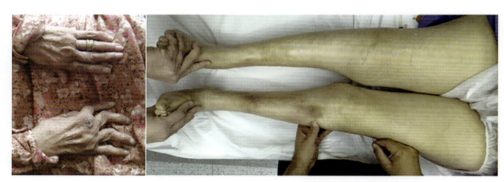

图 9.1 类风湿性关节炎的肢体表现

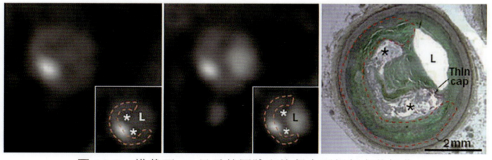

图 18.3 横截面 CT 显示的冠脉斑块餐巾环征与点状钙化

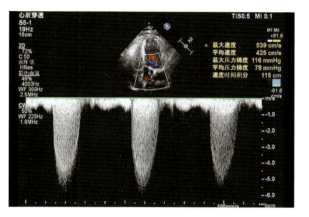

图 19.1　经胸心脏超声显示主动脉瓣重度狭窄

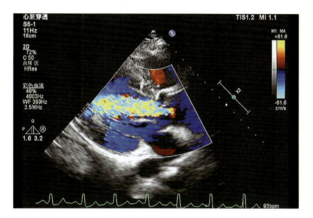

图 19.2　经胸心脏超声显示主动脉瓣反流

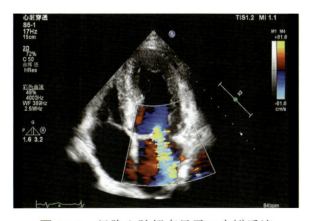

图 19.3　经胸心脏超声显示二尖瓣反流

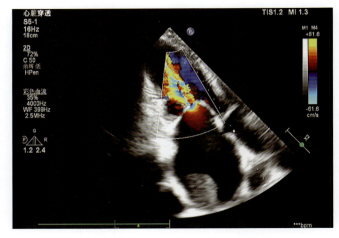

图 19.4　经胸心脏超声显示二尖瓣狭窄

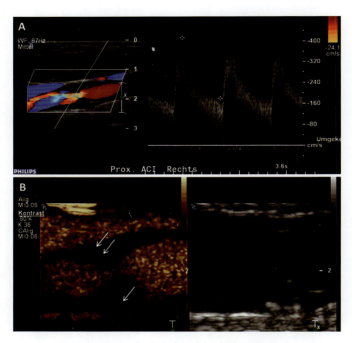

图 20.2　超声示右侧颈内动脉重度狭窄